STATISTIQUE

DES

MALADIES ÉPIDÉMIQUES

DANS

L'ARRONDISSEMENT DE LILLE,

DE 1832 A 1843.

RAPPORT A M. LE PRÉFET DU DÉPARTEMENT DU NORD,

Par A. GOSSELET, Médecin des Épidémies.

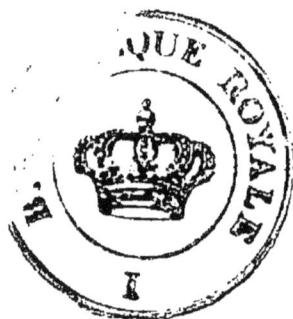

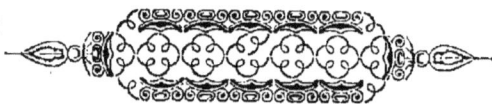

LILLE,

IMPRIMERIE DE J. DUCROCQ, RUE DES SUAIRES.

1844

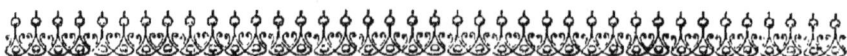

RAPPORT

SUR LES ÉPIDÉMIES,

DE 1832 à 1843,

A M.ʳ le Vicomte de SAINT-AIGNAN, Préfet
du département du Nord.

Monsieur le Préfet,

J'ai l'honneur de vous présenter le relevé statistique des épidémies qui ont régné depuis dix ans dans l'arrondissement de Lille.

Ce travail, que vous avez encouragé, en provoquant les renseignements de la part des médecins des bureaux de bienfaisance, ne remplira pas, je le crains, le but que vous vous proposiez.

Il me serait facile de trouver des excuses dans le petit nombre et l'insuffisance de ces renseignements, dans le vague inséparable des faits confiés à la mémoire, et surtout dans mon inexpérience.

Si, comme point de départ, cet essai peut être suivi de travaux plus certains et plus importants, il n'aura pas été sans quelqu'utilité, et je n'aurai rien à regretter.

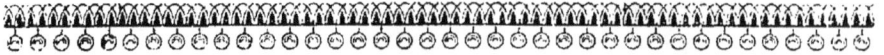

STATISTIQUE

DES

MALADIES ÉPIDÉMIQUES

DANS

L'ARRONDISSEMENT DE LILLE,

DE 1832 A 1843.

———⟶∘∘⟵———

Les épidémies sont, dans l'histoire de la médecine, ce que sont les guerres dans l'histoire des peuples : elles ont leurs invasions générales, leurs razias ; elles traînent à leur suite la mort et la désolation.

Les grands fléaux, dont les relations nous ont été transmises à travers les âges, avaient parcouru et ravagé des contrées entières. Nées vers quelque point du globe, elles ne semblaient devoir l'abandonner qu'après en avoir fait le tour. Nous avons vu le choléra-morbus se modeler sur ces vieux types, et décimer, comme aux temps anciens, les populations terrifiées à son approche.

A cet effroi, à ces ravages, elles doivent l'immortalité.

On écrit par terreur, par spéculation ; après le choc, on compte, on inscrit ses morts ; puis tout s'efface de la mémoire des hommes : il ne reste que les écrits.

Il est un autre genre d'épidémie qui marche sourdement, qui ne s'attaque point aux masses, et mine à petit bruit une circonscription, une ville, un village, un hameau. A peine la commune voisine en est-elle instruite ; que lui importe? L'épidémie est destinée à mourir dans son berceau ; rarement elle s'étend, mais elle renaît quelquefois de ses cendres. D'autres fois, copiant les allures des grands fléaux, elle s'élance d'un canton à un autre, qu'elle exploite un moment pour reprendre une nouvelle direction, si elle ne trouve pas dans cette résidence tous les éléments nécessaires pour la fixer plusieurs années.

Ces épidémies, la spéculation ne peut les exploiter : le théâtre est trop restreint, et l'on ne s'émeut pas d'un danger qui n'est pas imminent. Aucun écrit n'en conserve l'histoire, et l'oubli le plus complet succède à leur passage.

Si faible que soit leur action, si restreintes que soient leurs proportions, ces maladies, par leur ténacité, par leurs récidives, par leurs résultats, n'en sont pas moins redoutables et funestes. Multiples dans leurs causes comme dans leurs formes, elles ont souvent quelque connexité avec les habitudes ou les situations exceptionnelles des populations qu'elles envahissent. A ce titre encore elles sont dignes de fixer l'attention.

L'institution d'un service spécial prouve combien les gouvernants ont compris l'importance d'études détaillées et minutieuses de ces maladies. En créant, pour chaque arrondissement, une surveillance particulière, on voulait recueillir des données précises, exactes ; et cependant, quoique cette création remonte à bon nombre d'années, on arriverait certainement partout au triste résultat obtenu par la société médicale de la Moselle, qui fut obligée de retirer

du concours , après deux tentatives , le prix offert au meil-
leur traité des épidémies pendant le XVII.e siècle. (Il n'y
eut aucun concurrent.)

Est-il , en effet , une question plus ardue que celle des
épidémies? Est-il rien de plus décourageant, de plus éloigné
du *positivisme*? Sous quelqu'aspect qu'on les envisage , on
ne voit que confusion de tous principes , de toute théorie.

Formes protéiques , causes ignorées , traitements sans
succès , prophylaxie inutile. Quel rôle reste donc aux médecins ? L'observation attentive , scrupuleuse. C'est elle qui
conduit Sydenham et lui donne l'assurance qu'il déploie
bientôt : « A regret il voit encore échapper quelques malades au début de ces affections ; mais certain enfin du
génie de la maladie , il s'avance pour la dompter , *recto
pede et intrepidus.* »

Cette voie , tracée par le père de la médecine , recom-
mandée par tous ses successeurs , et , il faut le dire , souvent
négligée pour celle plus attrayante des vues spéculatives et
systématiques, je vais tenter de m'y engager, appuyé sur la
méthode numérique.

L'une des plus grandes difficultés dans l'exécution des
statistiques , est de se dépouiller de toute idée préconçue ,
de ne point se laisser entraîner à arrondir les chiffres pour
les rendre favorables à telle ou telle prévision. En copiant
textuellement les notes que j'avais sous les yeux , en m'abs-
tenant d'apprécier la valeur des faits cités , je m'exposais à
des redites fastidieuses , à des incorrections multipliées.
Dans l'intérêt de la vérité j'ai cru devoir accepter cette position. Puissé-je ne pas trouver trop de sévérité dans mes
juges.

C'est vainement que M. le bibliothécaire Gachet mit

à ma disposition, avec une extrême obligeance, les notes
qu'il possédait sur les épidémies du nord de la France. La
ville de Valenciennes est largement partagée sous ce rapport : les maladies épidémiques sont au nombre de vingt-
une depuis l'année 1008 jusqu'en 1667. Les détails sont
peu abondants, et il n'est point parlé des environs.

Mais nulle part il n'est question de la ville de Lille ni de
la campagne voisine. Nulle part, j'ai tort : on lit dans les
archives historiques de littérature, les statuts des seigneurs
de Lille qui, en 1542, prescrivent à tous ceux chez qui
il y a eu un mort de maladie contagieuse, de marquer la
maison avec une botte d'estrain, et à chaque habitant de
la maison de porter une verge blanche à la main.

On ne peut savoir quel a été le sort de Lille dans la peste
dont il est question au *Messager des sciences historiques;*
venue d'Asie au XIV.ᵉ siècle, elle se jette sur l'Europe par
l'Italie, le midi de la France, et envahit le nord. On
compte qu'en général la moitié de la population y périt.

Ni dans le typhus ramené dans nos villes par les malades
de l'armée du Rhin en 1815 et 1814.

Quelle part enfin dans les invasions successives du choléra
asiatique, dont la première est rapportée aux années 1346
et 1548.

Cependant, on lit dans le *Recueil des observations de
médecine des hôpitaux militaires :* « Le grand hiver de
1740 donna lieu au développement des fièvres funestes qui
le suivirent, maladies les plus aiguës et les plus malignes
qui aient infecté la ville et la province.....

» On n'avait point vu de mémoire d'homme la sécheresse
poussée aussi loin qu'elle le fut dans le cours de 1750 ; la
dyssenterie épidémique qui ravagea les environs de Lille

en fut l'effet..... » Plus loin , il est dit encore : « Les maladies qui ont régné dans l'hôpital militaire de Lille , pendant les mois de Janvier et Février 1783 , ont été des plus aiguës, etc... » (Ces observations, très-remarquables , m'ont été indiquées par M. le docteur Scrive.)

J'ai cité l'ouvrage , la crainte de le défigurer ne m'arrêtera plus ; j'en prends quelques traits : les soldats se plaignirent d'un point vif au-dessus ou au-dessous de la mamelle , avec douleur sourde du côté malade ; fièvre violente , toux vive et sèche , souvent crachats sanguinolents. Chez quelques-uns , frissons au début , céphalalgie , langue chargée , goût amer , nausées , flux billeux et vers intestinaux. Au premier cas , inflammation simple ; au second , complication de putridité ; d'où deux traitements : saignées coup sur coup dans les cas simples , émollients , diaphorétiques. Dans les autres , après la première saignée , les émétiques , puis de nouvelles saignées au besoin , juleps analeptiques , toniques et révultifs. Deux cents soldats ont été atteints , et les deux tiers , de pleurésies putrides. Huit décès. A l'autopsie , épanchement du côté malade , poumon supuré et même gangrené ; estomac et intestins remplis d'une saburre verdâtre , dans laquelle flottaient quantité de vers. Dans un cas , le foie était noir et se déchirait.

Cette épidémie pouvait être passée sous silence , puisqu'elle avait affecté une classe d'hommes dont les conditions sont en quelque sorte exceptionnelles ; mais les descriptions sont rares, et celle-ci n'est pas sans intérêt.

Communes où il y a eu des épidémies.

L'arrondissement de Lille comprend 132 communes. Les réponses à la circulaire du 9 Août 1843 , rappelée le 5 Octobre , sont au nombre de 103. Des renseignements particuliers sur quatre communes donnent un total de 107. Il ne reste donc que vingt-une sur l'état sanitaire desquelles rien ne nous soit parvenu. Parmi les certificats , il en est cinquante-sept qui attestent que des épidémies se sont montrées dans les communes pendant les dix dernières années ; cinquante autres répondent par la négative.

Quarante-huit docteurs en médecine ou officiers de santé ont concouru à remplir les cadres qui leur étaient soumis , et je saisis l'occasion de remercier sincèrement ceux des confrères qui ont bien voulu prendre au sérieux la demande qui leur était faite , et dont ils ont compris l'intérêt.

Les communes qui ont eu à souffrir de maladies épidémiques , de 1832 à 1842 inclus , sont :

Armentières. — En 1832 , choléra ; en 1839 , variole ; 1842 , fièvre typhoïde et affection scorbutique.

Ascq. — En 1839, fièvre typhoïde ; en 1840, scarlatine ; et en 1841 , une nouvelle fièvre typhoïde.

Attiches. — La fièvre typhoïde y règne depuis plusieurs années ; en 1842 , elle fut plus grave.

Baizieux. — En 1842, fièvre typhoïde.

Bassée (La). — Quelques cas de choléra en 1832 ; grippe en 1837 ; variole et rougeole en 1841.

Beaucamps. — Rien depuis le choléra de 1832.

Bersée. — Le choléra , puis rien.

Bondues.—En 1835, fièvre adynamique ; 1841, typhus.

Bousbecques. — Les fièvres typhoïdes y sont fréquentes ; l'année 1839 fut surtout remarquable sous ce rapport. On observe aussi de fréquentes gastro-entérites et des scarlatines.

Camphin. — Eruption des parotides en 1835.

Capelle. — En 1842, fièvre typhoïde.

Chéreng. — 1840, scarlatine ; 1842, fièvres typhoïdes.

Comines. — Grippe en 1837.

Cysoing. — En 1837, grippe ; en 1840, fièvre typhoïde.

Ennetières-en-Weppes. — 1840, fièvre putride ; 1842, gastro-entérite et scarlatine.

Ennevelin. — Choléra en 1832.

Esquermes. — La cholérine s'est montrée successivement en 1840, 1841 et 1842.

Faches. — 1841, rougeole ; 1842, cholérine.

Fives. — 1832, choléra.

Fournes. — De 1841 à 1842, fièvre muqueuse et fièvre typhoïde.

Frelinghien. — Le typhus a sévi pendant 1841, 1842, et n'est pas fini.

Gondecourt. — 1842, épidémie d'hémorragie nazale et de vomissements, qui se continue en 1843.

Halluin. — Grippe en 1837.

Hantay. — Cholérine en 1840.

Houplines. — Fièvre typhoïde en 1842.

Lannoy.—Grippe en 1837; fièvre typhoïde en 1840 et 41.

Lille. — Choléra 1832 ; grippe 1837 ; variole 1839.

Linselles. — La fièvre typhoïde est annuelle ; elle fut surtout remarquable en 1836.

Lomme. — Fièvre typhoïde en 1842.

Loos. — 1837, grippe.

Lys-lez-Lannoy. — Rougeole en 1839.

Marcq-en-Barœul. — 1832, choléra ; 1842, scarlatine.

Marquette. — Fièvres intermittentes.

Mérignies. — Scarlatine en 1838.

Mons-en-Pévèle. — Gastro-entérite et fièvre typhoïde en 1842.

Neuville-en-Ferrain. — Fièvres typhoïdes annuelles.

Pérenchies. — En 1842, fièvre typhoïde.

Péronne. — De 1839 à 1840, fièvre typhoïde.

Pont-à-Marcq. — En 1832, cholérine quelques cas ; en 1838, scarlatine ; 1842, gastro-entérite qui se continue en 1843.

Prémesques. — Coqueluches, varioles, rougeoles.

Quesnoy-sur-Deûle. — 1837, grippe ; 1840 et 1841, scarlatine ; et dans la même année 1841, fièvre typhoïde.

Roncq. — Fièvres typhoïdes annuelles.

Roubaix. — 1837, grippe ; 1838, variole, typhus qui se continue en 1839 ; 1840, variole ; 1841, angine tonsillaire et scarlatine ; 1842, suite de la scarlatine et cholérine.

Sainghin-en-Mélantois. — Fièvre typhoïde en 1833.

Salomé. — 1838, fièvre adynamique.

Seclin. — 1837, grippe.

Templeuve. — 1842, gastro-entéro-céphalite.

Thumeries. — 1841 et 1842, fièvre typhoïde.

Tourcoing. — Depuis sept ans est affecté de scarlatines, de rougeoles, de varioles, de fièvres typhoïdes ; en 1837 avait régné la grippe ; en 1838, la variole.

Wambrechies. — Fièvre adynamique en 1835 ; fièvre muqueuse, sans date.

Wattignies. — La variole en 1832 ; une dyssenterie en 1842.

Wattrelos. — La grippe en 1837; en 1839 commence

une succession d'années où la fièvre typhoïde ne quitte pas la commune , 40 , 41, 42 ; elle figurera encore en 1843.

Wavrin. — 1842 , fièvre typhoïde.

Wazemmes. — 1837, grippe.

Wervicq. — 1837, grippe.

Répartition entre les années.

Les épidémies se sont montrées , pendant les dix années que nous explorons , de la manière suivante :

1832. Choléra dans 11 communes.............	11
1833. Fièvre typhoïde à Sainghin............	1
1834. Rien................................	»
1835. Fièvre typhoïde , 2 ; parotide , 1........	3
1836. Fièvre typhoïde à Linselles.............	1
1837. Grippe dans 13 communes.............	13
1838. Fièvre typhoïde, 1; variole, 3; scarlatine, 2.	6
1839. Fièvre typhoïde, 5; variole, 4; rougeole, 1.	10
1840. Fièvre typhoïde , 5 ; cholérine , 2 ; variole , 1 ; scarlatine , 3................... .	11
1841. Fièvre typhoïde , 8 ; cholérine , 2 ; fièvre muqueuse, 1; scarlatine , 2 ; rougeole , 1; angine tonsillaire , 1...................	14
1842. Fièvre typhoïde, 16 ; cholérine, 2; gastro-entérite , 2 ; dyssenterie , 1 ; scorbut , 1 ; variole , 1 ; scarlatine , 3 ; rougeole , 1 ; hémorragie nazale , 1.	28
	98

On le voit , à part le choléra et la grippe plus rapprochés de nous , la progression dans le chiffre des épidémies est croissante avec les souvenirs. Le temps , c'est l'oubli.

L'année 1843 , toute fraîche à notre mémoire , promet une riche moisson à l'observateur.

Les années 1832 et 1837 n'ont donc éprouvé qu'une seule influence épidémique , influence générale mais préservatrice. Quelle hypothèse invoquer pour 1834 ? Quelle a pu être la disposition de l'atmosphère durant cette année de prédilection ?

Il paraît convenable de classer année par année la description détaillée de toutes les maladies ; car il peut se faire que sous l'influence d'une constitution médicale , des affections différentes revêtent cependant un caractère commun que le rapprochement fera mieux apprécier.

ANNÉE 1832.

CHOLÉRA. Armentières, Cysoing, La Bassée, Beaucamps, Bersée , Ennevelin , Fives , Lille , Marquette (Lommelet) , Marcq-en-Barœul , Pont-à-Marcq.

Il y a certes peu de chose à dire aujourd'hui sur le choléra; le savant travail de M. le docteur Th. Lestiboudois, rapporteur d'une commission nommée par le conseil de salubrité , et composée de MM. Dourlen , Trachez , Brigandat et Bailly, ne laisse point de lacune parmi les faits dont la ville de Lille a été le théâtre. Les notes remises par les médecins de chaque localité nous fourniront à peine quelques points à rapprocher de ceux dont il est parlé dans cet ouvrage.

Armentières. « Aucun traitement n'a eu de succès ; tous les âges en furent atteints. »

La Bassée. « L'épidémie qui a fait quelques ravages dans le canton, ne s'est montrée que d'une manière sporadique.

Beaucamps. « Sur 22 malades , 7 ont succombé. »

Bersée. « Il a existé en 1832 quelques cas de choléra. »

Cysoing. Le rapport cité parle du premier cas de choléra dans cette commune. Le sujet qui mourut venait de Paris. Y en eut-il plusieurs ?

Ennevelin. « Il a existé en 1832 quelques cas de choléra. »

Fives. « Le choléra sévissait en 1832. On ne saurait dire aujourd'hui quel traitement a été le plus utile. Tous les âges en furent atteints pendant les mois d'Août et Septembre, au milieu de conditions de salubrité satisfaisantes. 17 malades , 7 morts. »

Lille. Le chiffre des cholériques serait, d'après le tableau comparatif des chefs-lieux , 1689 , 1 sur 45 habitants ; et celui des décès de 707 , ou 10 sur 21 malades. Il est au tableau des professions de 1731 , ou 1 sur 40 habitants ; et 955 morts , soit 1 sur 1,81. Guérisons , 776. Ces chiffres sont insuffisants, parce que les cholériques de l'hôpital militaire , de l'hôpital-général et plusieurs cas isolés connus depuis n'y figurent pas. L'épidémie a duré de Mai en Novembre ; cinq mois.

Marquette. L'asile de *Lommelet* , que sa situation paraissait devoir préserver de toute invasion, a ouvert la marche. Huit aliénés sont atteints , un seul guérit. De même que pour les faits observés à Lille , la contagion est examinée avec soin ; les circonstances , appréciées à leur valeur , font conclure l'auteur à la non contagion. Le traitement a été celui des symptômes , applications chaudes et excitantes ; potions dites anti-dyssentériques ; boissons stimulantes. Le résultat n'est pas plus heureux , mais il faut tenir compte de l'état particulier des individus soumis à cette polypharmacie. Agés de 50 , 45 , 30 , 40 , 45 , 26 ,

28 et 65 ans, presque tous affectés de perturbations des fonctions digestives, ils ne pouvaient guère se prêter aux réactions.

Marcq-en-Barœul. « Choléra, caractères asiatiques ; la médecine physiologique a le mieux réussi. Il affectait spécialement l'âge moyen, et régnait en Septembre. Aucun cas de contagion. »

Pont-à-Marcq. « Il a existé quelques cas de choléra. »

Résumons de suite, pour n'y plus revenir, ce qui est relatif au choléra.

L'état comparatif des cholériques dans les arrondissements du département (rapport cité), porte le nombre des malades dans l'arrondissement de Lille à 2,190, ou 1 sur 133 habitants ; les décès à 1,054, ou 10 sur 21. Il y aurait donc eu dans le reste de l'arrondissement seulement 459 malades, chez lesquels la mortalité ne serait plus que de 99, ou 1 sur 4,61. En effet, la somme des cas de maladies et de décès dans les communes où ce chiffre est connu, et qui sont Beaucamps, 22 cas, 7 morts ; Fives, 17 cas, 7 morts ; Marquette, 8 cas, 7 morts ; Marcq-en-Barœul, 16 cas, 7 morts, donne 63 malades et 28 décès. Ce n'est déjà plus que 1 sur 2,25, et l'asile de *Lommelet* compte presqu'autant de morts que de malades. Ainsi cette épidémie a sévi sur la ville avec plus d'intensité que sur la campagne qui l'environne.

Les *symptômes* ont peu varié, ou plutôt leurs variétés venaient se confondre dans les caractères communs.

Traitement. — Est-ce aux médications qu'il faut attribuer la moins grande mortalité dans la campagne que dans la ville de Lille ? Assurément les soins dans la ville devaient être plus rapidement portés, les besoins mieux prévus, le traitement pouvait se baser sur un plus grand nombre de faits. Mais nous n'en sommes pas moins frappés de cette fatale conclusion des observateurs : aucun traitement n'a réussi !

La médecine physiologique est vainement employée tout d'abord par chacun ; les stimulants de toute nature se succèdent sans plus de bonheur ; pas plus les révultifs. Chacun se glorifie d'un succès, mais il est acheté par dix revers. Une substance cependant a obtenu l'éloge de plusieurs médecins, c'est l'ipéca. Mais il faut bien remarquer qu'elle n'a guère été administrée que vers la fin de l'épidémie, et qu'à cette époque les malades périssaient moins vîte ; de sorte qu'une autre médication pouvait également réussir. Ici c'est la méthode de Varsovie appliquée à tous sans beaucoup de succès ; là cependant un médecin, mais un seul, déclare que le traitement qui a le mieux réussi est la médecine physiologique d'après Broussais.

Aussi voyons-nous le rapporteur du conseil central avouer, au nom de tous, au nom de la raison, l'impuissance de l'art devant cette effrayante perturbation de toute l'économie qui semble épargner l'intelligence pour que l'homme puisse, en quelque sorte, assister à sa propre ruine.

Ages. — A cette question on a répondu tous : oui, il y a eu des victimes dans tous les âges et dans toutes les professions ; mais on ne peut méconnaître que l'âge viril a eu beaucoup plus à souffrir.

Pour la *durée* il faut toujours s'en rapporter aux seules données positives, celles du rapport, de Mai en Octobre à Lille ; à Fives, en Août et Septembre.

Les *causes*, personne ne s'est hasardé à les rechercher ; il était plus utile d'en étudier les effets.

Les *conditions* des populations n'avaient-elles pas été celles des années précédentes ?

Les *autopsies* n'ont eu lieu qu'à Lille ; on en cite trois. Il y en eut sans doute un plus grand nombre, car les déductions tirées des autopsies en général ne paraissent pas dériver précisément de celles citées.

On peut les résumer ainsi : injection veineuse du systême cérébro-spinal ; léger épanchement séreux ; le tube digestif contient des matières séreuses grumelées ou d'une couleur hortensia ; sain dans quelques points, il présente dans d'autres les traces d'une inflammation profonde vers le cardia dans l'estomac, vers la vulvure cœcale. Les poumons sont sains ; le cœur aussi ; les cavités droites contiennent un sang noir ; lesgauches des caillots pseudo-membraneux.

Contagion. — Aucun médecin ne se prononce pour la contagion ; plusieurs contre, et de ce nombre, les membres de la commission du conseil de salubrité. Les faits sur lesquels on eût pu s'étayer pour la soutenir, sont pris à parti par le rapporteur, et dépouillés de leur prestige ; ils viennent prendre rang parmi les faits contraires très-nombreux et très-probants, et on arrive avec lui à cette conclusion : non, le choléra n'a pas été importé dans l'arrondissement de Lille par la contagion.

Devons-nous croire que le passage de cette maladie sur la ville de Lille et sur dix autres communes ait épuré les constitutions ? ce n'est cependant pas aux plus faibles qu'elle s'attaquait ; les plus robustes en apparence en étaient victimes. Quoiqu'il en soit, nous ne trouvons pour cette année aucune autre épidémie.

ANNÉE 1833.

FIÈVRE TYPHOÏDE. — *Sainghin-en-Mélantois.* « Elle s'annonce par un malaise général, des frissons, céphalalgie, langue sèche, somnolence, surdité, souvent diarrhée, vers intestinaux, toux sèche, prostration, délire. Durée de vingt à quarante jours ; affectant spécialement l'âge de 8 à 45 ans ; pendant les mois de Mars, Avril, Mai. Le traitement le plus utile fut la méthode expectante. Les causes sont restées inconnues, les conditions des habitants étant celles ordinaires. Nombre de malades, 70 ; de décès, 5, dont trois femmes : deux étaient nourrices, l'autre avait 50 ans ; la quatrième victime est un homme de 50 ans ; la cinquième un enfant. Il y a eu contagion par contact dans les familles. »

« L'épidémie de fièvre muqueuse typhoïde, gastro-entérite, fièvre adynamique, ataxique, qui a régné à Sainghin en 1833, quoique se présentant avec un appareil de symptômes très-graves chez tous les malades, ceux-ci arrivaient à la convalescence du vingt-cinquième au quarantième jour. Dans les cas où le délire était porté à l'excès, des bains avec affusion d'eau froide sur la tête, précédés d'une application de sangsues derrière les oreilles, ont paru réussir. Les indigents, composant la majorité des malades, ont tous guéri par l'expectation, les boissons adoucissantes, lavements, cataplasmes, vésicatoires dans la prostration. »

ANNÉE 1835.

FIÈVRE TYPHOÏDE. — *Bondues.* « L'invasion fut subite. Elle frappa avec la même violence tous les sexes, tous les âges. Les principaux symptômes étaient une débilité extrême, atonie de tous les muscles, pesanteur générale, tête lourde ; la bouche était pâteuse et la langue couverte d'un enduit jaunâtre. Dans les premiers jours le pouls était presque naturel, parfois un paroxisme marqué par un frisson, de la chaleur, et quelquefois la sueur venait augmenter l'accablement général. Joignons à ces symptômes une douleur dans la région épigastrique, augmentant à la pression, parfois des nausées accompagnées de vomissements de matières poracées. Tels sont les principaux caractères maladifs....... Cependant, chez quelques-uns, une forte réaction fébrile, avec plénitude dans le pouls, des battements très-développés des artères carotides et temporales, rougeur et gonflement de tout le corps et surtout de la face, respiration fréquente et haute ; quelquefois différentes douleurs dans un des hypocondres, semblables à une douleur pleurétique, tête pesante, éblouissements et vertiges, sommeil entrecoupé de rêves, engourdissement dans tous les membres. Les causes n'ont pu être appréciées. On ne peut accuser la situation du village placé sur une colline éloignée de marécages et de canaux. Les moyens de traitement qui ont le mieux réussi ont été les évacuants aidés de l'action des toniques. Le tartre stibié a toujours abrégé la maladie. Le vomitif amenait un sentiment de bien-être et la disparition de la sensibilité épigastrique. Quand il y avait des déjections alvines, l'eau de riz, la décoction de Sydenham, les demi-lavements amylacés et laudanisés ; enfin, l'ipécacuanha uni à la rhubarbe ont été efficaces lorsque la maladie avait résisté aux moyens simples. Quant à la médication antiphlogistique, le peu de succès obtenu a forcé de l'abandonner. »

« Cette année encore, au hameau de la Vigne, à *Wambrechies*, une épidémie de même nature a attaqué quarante ou cinquante personnes ; elle a frappé la classe indigente. Les symptômes ont été à peu près les mêmes que ceux de l'épidémie de Bondues. Les vomissements étaient plus opiniâtres ; on remarquait d'abord des aliments à demi digérés, puis des matières verdâtres, brunes, et quelquefois noires ; en même temps déjections alvines fréquentes, accompagnées de lassitude dans les membres, prostration générale, etc. Traitement *ut suprà*. »

PAROTIDE. — Nous n'avons pas terminé avec 1835 ; voici venir à *Camphin-en-Pévèle* une affection particulière, l'inflammation des parotides. « Au début, frissons suivis de chaleur, douleur, rougeur, le plus souvent terminée par suppuration ; comme complication, l'inflammation des autres glandes et le plus souvent des mamelles. Le traitement a consisté en saignées générales et locales, boissons délayantes, topiques émollients, ouverture des tumeurs. Cette maladie, qui s'attaquait à l'âge de 15 à 40 ans, a duré depuis Octobre jusqu'à fin Décembre. Comme cause, l'action du froid humide sur les habitants pauvres, qui ont été pris au nombre de 57 et ont laissé 5 morts. »

ANNÉE 1836.

FIÈVRE TYPHOÏDE. — *Linselles*. « (Gastro-entéro-céphalite.) Elle est caractérisée dès son invasion et pendant toute sa durée par une inflammation de la muqueuse des organes du système digestif. Elle se guérit en peu de jours avec des soins appropriés. Elle prend au contraire rapidement un caractère plus grave, si elle est négligée, et se complique d'état gastrique, vermineux, adynamique ou ataxique, et se termine par des conjestions cérébrales ou autres qui menacent la vie. Le traitement a été antiphlogistique convenablement appliqué. Les jeunes gens des deux sexes, les enfants étaient spécialement atteints. Si les secours donnés aux indigents sont assez satisfaisants, on est porté à voir dans les habitations humides, non excavées, restreintes, et dans une mauvaise nourriture, les causes de ces affections. Des faits prouvent la non contagion. Le nombre des malades a été de 108; celui des décès de 10 au plus. »

ANNÉE 1837.

GRIPPE. — Les renseignements que nous obtenons aujourd'hui sur l'épidémie de 1837, se réduisent à très-peu de chose. Il en est parlé dans treize communes : La Bassée, Comines, Cysoing, Halluin, Lannoy, Lille, Loos, Quesnoy-sur-Deûle, Roubaix, Seclin, Tourcoing, Wazemmes, Wervicq; mais les détails ne concernent que cinq localités. Il est dit à Quesnoy : « Les adultes des deux sexes et de tout tempérament en furent attaqués indistinctement au début ; plus tard les vieillards, les enfants et les convalescents. Les deux tiers au moins de la population ont été atteints. Chez les individus sanguins et pléthoriques, dans la première quinzaine, on remarquait une toux vive revenant par quintes douloureuses avec déchirements et chaleur dans la trachée artère, dans les bronches et quelquefois dans toute la poitrine. Cette toux déterminait la rougeur et le gonflement de la face, et une céphalalgie intense. Expectoration nulle ou de mucus d'une saveur salée, transparent, et parfois strié de sang, bientôt plus abondant, blanchâtre, épais. La percussion donnait un son clair, et l'on n'observait point d'oppression. Le pouls était fréquent, souvent large et mou. Il y avait eu au début malaise général, lassitudes, douleurs ou fourmillement des membres, céphalalgie violente, inappétence, mauvais goût à la bouche, la langue était blanchâtre, la soif modérée ou nulle. Les symptômes dominants n'étaient plus ceux de l'affection de poitrine, mais ceux de l'embarras gastrique. La durée était de trois à six jours quand il n'y avait pas de complications, mais les embarras gastriques la prolongeaient jusqu'à douze et quinze jours. Les délayants faisaient la base du traitement; la saignée employée dans le cas de fièvre violente, a dû être abandonnée, car, outre son peu de succès à calmer les douleurs de poitrine, elle laissait toujours une extrême prostration dans la convalescence. »

Roubaix. « Ce sont aussi des douleurs de tête, brisements des membres, embarras gastrique et intestinal, affection générale des muqueuses. Les évacuants du tube digestif, les sudorifiques en infusions théiformes, font partie du traitement. Tous les âges, et spécialement de 15 à 40, en sont atteints. Elle dure en Janvier, Février et Mars. »

Seclin. « Il y a douleur des membres thoraciques, douleur vive le long de la trachée artère et des bronches, toux sèche. On emploie la saignée et les bains de vapeur émollients par aspiration. Tous les âges en sont pris, hors la vieillesse. Elle dure pendant l'automne 1852 et l'hiver suivant. (Il y a certainement erreur de date.) Le nombre des malades est indéfini; aucun décès. »

Dans la commune de *Wazemmes*, la moitié de la population a été prise. Le commencement remonte aux premiers jours de Janvier. Elle a duré environ deux mois. La différence des décès, entre les mois correspondants de 1836 et 1837, est de 27. Chez les vieillards, les résultats ont été plus funestes. La médication a été antiphlogistique et révulsive au besoin.

Wervicq. « Toux convulsive avec oppressions, points pleurétiques, expectoration vers la fin. Traitement antiphlogistique et diaphorétique. Les vieillards en étaient surtout affectés en Janvier, Février et Mars. Le nombre des malades est de 30 ; on compte parmi les 10 décès, une femme enceinte de cinq mois, que la violence de la toux a fait avorter. »

Dans toutes les autres communes, c'est en Janvier et Février.

Nous pouvons remarquer de suite, pour en finir avec cette épidémie, que ces cinq relations concordent à prouver que les vieillards surtout ont été victimes de la maladie ; que le traitement antiphlogistique n'a pas été le plus heureux, puisque dans les endroits où on n'a pas cru devoir y renoncer, on compte plus de revers.

ANNÉE 1838.

FIÈVRE TYPHOÏDE. — *Salomé*. « (Fièvre adynamique.) Au début, fièvre et délire. Elle se compliquait de diathèse vermineuse. Le traitement le plus utile a été une boisson émolliente et nitrée au commencement, et force toniques vers la fin. Elle affectait l'âge de 12 à 40 ans, et a duré pendant les mois de Mai, Juin, Juillet, Août et Septembre.

Une des causes occasionnelles a été le séjour des eaux sales de la fabrique de sucre indigène établie dans la commune. Les habitants sont pauvres et se nourrissent mal. La maladie était très-contagieuse, surtout pour les gens de la même maison ou les voisins. Elle s'est concentrée dans la rue du Marais. »

Le confrère ajoute, au titre des observations, qu'ayant rencontré dans sa pratique un grand nombre de fièvres adynamiques, il a remarqué et reste convaincu que les saignées sont presque toujours nuisibles, au lieu que les toniques, sagement administrés, sont toujours utiles dans cette maladie.

SCARLATINE. — *Mérignies.* « La rougeur de la peau était accompagnée de diarrhée, d'angine. Les antiphlogistiques ont paru utiles. Elle affectait l'âge de 2 à 21 ans, et a duré pendant les mois d'Avril, Mai, Juin, Juillet. 12 malades, 1 mort. *Nota.* Il y a eu récidive chez un enfant de cinq ans ; après un second traitement, il est survenu un écoulement purulent du canal anditif avec une légère surdité. »

Pont-à-Marcq. « Rougeur de la peau, amygdalite, diarrhée ou constipation, leucophlegmatie. Traitement antiphlogistique. Elle affectait l'âge de 5 à 15 ans, pendant les mois d'Avril, Mai, Juin, Juillet. Le nombre des malades est de 35 à 40 ; celui des décès de 5 à 7. Trois par imprudence des parents. Les amas de fumier, des eaux stagnantes près des habitations, ont pu être les foyers de l'infection. »

VARIOLE. — *Roncq.* « La petite vérole ne s'est montrée qu'une fois, il y a cinq à six ans. S'il y a eu peu de malades atteints, cela tient à ce qu'on s'est toujours occupé de vaccine. »

4

Tourcoing. — « La petite vérole , malgré son caractère épidémique , n'a fourni que 15 décès environ. »

Roubaix. « Il s'est montré plusieurs cas isolés de cette maladie , qui paraissait venir de Courtrai sans avoir touché les communes intermédiaires. »

ROUGEOLE. — « Celle qui régnait en même temps à *Tourcoing* et à *Roubaix ,* comme elle avait à Courtrai accompagné la variole , occasionnait une grande mortalité.

La varioloïde n'a été funeste pour personne.

ANNÉE 1839.

FIÈVRE TYPHOÏDE. — *Ascq.* « Les symptômes dominants étaient la diarrhée , la fièvre cérébrale. Le traitement a été antiphlogistique. L'âge a varié de 8 à 40 ans. Elle a duré pendant les quatre derniers mois. La cause est une température humide. 25 malades, 4 décès. Trois cas de contagion ou d'infection. »

Bousbecques. « L'observation suivante donnera une idée des caractères de la maladie. J. M., 34 ans , est dans un état de stupeur dont elle ne sort que pour délirer ou pousser des cris de douleur. Un large ulcère gangréneux s'étend du sacrum vers les lombes. Des ecchymoses gangréneuses existent sur l'une et l'autre hanche jusqu'aux trochanters. Les déjections alvines étaient depuis plusieurs jours involontaires. Langue légèrement colorée , sèche , tremblottante. Pouls fébrile , irrégulier. Soubresauts des tendons. Enfin tout le cortège d'une atteinte nerveuse profonde.

Dans une autre famille, les choses étaient moins graves ;

cependant, sur cinq malades, deux y donnaient encore des inquiétudes sérieuses.

Le nombre des malades n'a été que de 13 : hommes, 5 ; femmes, 8. Aucun décès. Cette maladie a régné en automne. Le traitement a été plutôt adoucissant qu'antiphlogistique. Les causes paraissent résider dans la constitution atmosphérique; dans l'humidité alternativement chaude et froide. Les conditions générales des habitants étaient satisfaisantes. »

Péronne. « Chez presque tous la maladie débute par une céphalalgie intense avec découragement, propension au sommeil, lypothymie, inappétence, dégoût, nausées, quelquefois vomissements de matières bilieuses, langue saburrale à la base, rouge sur les bords et à la pointe, douleurs vagues dans l'abdomen, ou fixes à la région iliaque droite ou gauche, ou à l'épigastre. Constipation ou diarrhée. Chez quelques malades, vers lombrics.

Chez presque tous, il y a eu toux catarrhale avec apparence de bronchite, sentiment de suffocation avec chaleur au-dessus du sternum, quelques douleurs pleurétiques, peau sèche, transpirations rares, pouls assez développé, fébrile ou pas. Il y a eu peu de délire même chez ceux qui ont succombé.

Le traitement antiphlogistique a dû être abandonné. Les adoucissants, les révulsifs ont amené de meilleurs résultats. S'il y a eu des malades de tous âges, le plus grand nombre avait de 20 à 40 ans. Elle a commencé en Février, et figure encore en Février 1840; c'est en Septembre 1839 qu'elle reprit une nouvelle gravité, et vint s'établir dans presque toutes les familles. C'était enfin une fièvre typhoïde accompagnée de phénomènes nerveux graves, qui conduisaient quelquefois à l'état adynamique et surtout à l'ataxie. »

« A fin d'Avril, on comptait 31 malades : 18 hommes,

15 femmes ; la maladie déclinait, mais elle reprit en Août avec plus de gravité. Au 19 Octobre, on remarquait encore 30 nouveaux malades, sans tenir compte d'une foule d'indispositions survenues sous l'influence épidémique. »

Nous avons sous les yeux un tableau où figurent neuf sujets ; du 15 Décembre au 2 Janvier, un seul est décédé. Les âges sont 42, 52, 20, 58, 24, 69, 56, 19 et 15 ans. La moyenne est de 52 ans ; c'est l'âge de celui qui a succombé. Sur ces neuf malades, cinq avaient une constitution forte, un sixième était lymphatique, les trois autres ne sont pas désignés. Ils ont été, dans l'ordre ci-dessus, saignés 4 fois, 6, 6, 4, 4, 2, 5, 4 et 2 fois ; total, 35 saignées : plus de quatre en moyenne.

Ils avaient eu des sangsues au nombre de 10, 40, 28, 10, 0, 0, 0, 10, 16, ou 114 sangsues entre 6 malades ; soit 19 par malade.

Visités le 11 Janvier, le malade N.º 2, saigné six fois et soumis à une application de quarante sangsues, avait succombé après quinze jours de maladie ; les autres étaient dans une débilité extrême, avec ou sans fièvre.

On peut de cette énumération induire que, si les émissions sanguines n'ont pas toujours sauvé les malades, elles n'ont pas eu toujours de funestes conséquences.

Nous pouvons, sans craindre l'exagération, porter à 64 le nombre des malades pour 1859 ; le nombre des décès serait de 19.

Roubaix. « Le typhus s'est montré sous forme cérébrale, pneumonique, gastro-intestinale. Les sudamias étaient assez constants, les pétéchies plus rares. Le traitement qui a paru le plus utile a été l'emploi des saignées générales suivies de purgatifs. Tous les âges en étaient atteints, mais spécialement de 15 à 55 ans ; les vieillards plus rarement. La cause appréciable était l'habitation de maisons récemment construites. »

Wattrelos. « Pour symptômes un état de stupeur, congestion cérébrale, inflammation des intestins, hémorragies par l'intestin. Différents traitements ont été mis en usage ; la médecine expectante a souvent réussi. Elle sévit à toute époque de l'année, particulièrement en été. On peut l'attribuer aux émanations délétères et à la malpropreté générale des habitants. 80 à 100 malades chaque année ; il en meurt 1 sur 10. Il n'y a eu aucun cas de contagion ou d'infection.

Nota. Sur une famille composée de dix individus, tous bien constitués, sept ont succombé à la suite de symptômes pectoraux : tout annonçait une grande altération des organes pulmonaires. Cette maladie est généralement longue, et sa convalescence relative. »

Ce qui est dit ici doit être reporté à chacune des années suivantes.

ROUGEOLE.—*Lys-lez-Lannoy.* « Symptômes dominants, angine tonsillaire qui passait souvent à l'état gangréneux. Elle se compliquait de l'inflammation des parotides qui, en passant à la suppuration, amenait presqu'instantanément la mort. Le traitement le plus utile a été l'emploi de légers diaphorétiques, des gargarismes styptiques, des révulsifs. Pour l'âge, de 1 à 10 ans. La durée, Novembre et Décembre. 182 malades, 19 décès. »

« Cette maladie, dont l'invasion peut remonter aux premiers jours d'Octobre, est une rougeole catarrhale, accompagnée de toux fébrile et de diarrhée ; mais la gravité se fait surtout remarquer par la difficulté avec laquelle l'éruption se fait, ce qui occasionne des phénomènes nerveux graves.

» Elle paraît avoir succédé à la variole qui a régné à Lys pendant l'été dernier. Elle s'est surtout développée sous l'influence des alternatives de chaleur et de froid qui ont signalé le cours du mois dernier. »

Variole. — *Armentières*. « Une épidémie de variole a régné pendant les derniers mois de 1839 et les premiers de 1840. » Nous manquons d'autres renseignements.

Emmerin. « Sur une population de 1,200 habitants, plus de 200 ont été atteints de variole dans la même année. On remarquait que depuis une période de cinq ans, il n'avait été opéré dans la commune que deux vaccinations. »

Lille. « L'épidémie de variole a régné pendant toute l'année. »

A Wattignies « S'est propagée l'épidémie d'Emmerin. Il y avait au 14 Août un assez grand nombre de sujets atteints de la pétite vérole avec caractères assez graves ; plusieurs victimes avaient succombé. Ici, comme à Emmerin, refus de la part des habitants de se soumettre à la vaccine. »

ANNÉE 1840.

Fièvre typhoïde. — *Cysoing*. « Fièvre muqueuse typhoïde. Tous les symptômes propres aux affections muqueuses graves : frissons irréguliers ; fièvre avec ou sans phénomènes nerveux ; soif plus ou moins grande ; langue rouge et lisse, ou pâle et saburrale ; diarrhée quelquefois sanguinolente, ou constipation ; céphalalgie plus ou moins intense ; quelquefois somnolence et rêvasseries ; sueurs plus ou moins abondantes, jamais critiques ; chez quelques-uns éruption miliaire qui a coïncidé avec une amélioration

de la maladie ; sentiment de brisement dans les membres ,
ou prostration complète des forces : decubitus gangréneux ;
larges ulcérations au sacrum , ou aux trochanters ; point de
pétéchies. Les malades avaient presque tous l'âge adulte.
Les premiers se remarquèrent à la fin de Juillet ; il n'y en
avait plus en Décembre. Leur nombre peut être porté à 51 ;
8 succombèrent. »

« Les terrains qui environnent Cysoing sont inondés par la
Marcq. Les vents sud-ouest ou nord-ouest avaient successivement amené la chaleur et le froid, de l'humidité et de la
sécheresse. Les conditions des habitants étaient assez salubres. Pour le traitement : d'abord antiphlogistique , saignées, sangsues , boissons acidules , il devint laxatif,
révulsif, tonique et sudorifique. Parmi ceux qui ont été le
plus saignés, il y a eu des victimes ; et les autres ont eu une
convalescence lente et difficile. L'intensité de la maladie diminuait avec les chaleurs, et la disparition a coïncidé avec
les premières gelées. »

Ennetières-en-Weppes. « Fièvre putride ou typhus pro-
premeut dit : prostration générale ; peau sèche et brûlante ;
affaissement des traits de la face ; yeux rougeâtres et chas-
sieux ; céphalalgie ; stupeur; délire plus ou moins intense ;
langue noirâtre ; état fuligineux des dents et des gencives ;
haleine et déjections alvines fétides ; quelquefois constipation ; éruption des parotides , etc.; chez quelques malades ,
complication de pneumonie. Le traitement le plus utile
était, dans le plus grand nombre des cas , le traitement
antiphlogistique , appliqué suivant les âges et la gravité.
Les malades étaient âgés de 10 à 40 ans. La durée a été de
Juin à Octobre. Les causes paraissent inhérentes au sol , à
la localité, puisque cette année la maladie n'a sévi que sur

un quartier. Il faut ajouter que les habitations sont malsaines, que la nourriture est grossière et peu réparatrice. Les indigents n'ont pu obtenir de secours spécial. Le chiffre des malades a été de 11 ; décès, 2. »

Lannoy. « Fièvre typhoïde avec douleur constante à l'hypocondre droit ; stupeur ; langue fuligineuse ; météorisme ; prostration ; fièvre cérébrale ; pneumonie.

Le traitement a été antiphlogistique, secondé par les révulsifs promenés aux extrémités. La durée : pendant le dernier semestre. L'âge des malades : de 20 à 30 ans. Leur nombre : 70. Celui des décès : 9. Les cas de contagion ou d'infection ont été au nombre de 4. La plupart des habitants ont éprouvé, pendant l'année, une diarrhée ou de légers catarrhes. »

La maladie régnante est une fièvre muqueuse continue, grave, avec symptômes typhoïdes.

Il y a complication vermineuse notable; diarrhée accompagnée chez plusieurs d'un flux de sang noir ; phénomènes nerveux généraux, ou se bornant au trouble de l'intelligence, ou à une céphalalgie des plus intenses ; point de pétéchies, mais ulcérations gangréneuses sur plusieurs points du bassin; phénomènes pulmonaires, morbides, etc. Les causes sont sans doute dans la constitution météorologique qui a signalé le trimestre d'automne, mais les habitants veulent aussi l'attribuer aux influences insalubres qui résultent du séjour d'immondices d'une fabrique de sucre. Les habitants sont occupés à des travaux sédentaires ; peu à la culture. Les maisons sont mal aérées, souvent humides. La nourriture est peu réparatrice. »

Péronne. L'épidémie de 1839 se continue pendant les mois de Janvier et Février. Même altération des muqueuses. Sur 10 malades, 3 décès.

Wattrelos. Nous renverrons pour les renseignements à l'année 1859. Il nous suffira de rappeler que les 80 à 100 malades de chaque année sont décimés.

CHOLÉRINE. — *Esquermes.* « Elle se manifeste par des selles copieuses et fréquentes, quelques crampes, vomissements. Pendant les mois de Juillet et Août. Traités par les opiacés et les révulsifs, les 4 malades ont guéri. »

Hantay. « Vomissements ; diarrhée ; crampes. Traitée par les calmants, les bains et les boissons froides, sans distinction d'âge, de sexe et de position sociale. Elle a duré pendant les mois d'Août et de Septembre. On a cherché la cause dans la chaleur unic aux excès de travail et de régime. En tout 15 à 20 malades. »

PETITE VÉROLE. — *Roubaix.* « Elle était confluente, se compliquait d'affection de poitrine. Elle affectait l'âge de 25 à 50 ans ; pendant les mois de Janvier et Février. Plusieurs vaccinés, âgés de 50 ans, ayant été atteints d'une petite vérole très-confluente, la terreur qui s'en suivit engagea plusieurs personnes à se faire revacciner. Quelques-uns l'ont été avec succès. »

SCARLATINE. — *Ascq.* « Avec gonflement des parotides. Le traitement a été antiphlogistique. En Avril et Mai. Les enfants de deux ans en furent atteints au nombre de 11. Un seul succomba. »

Chéreng. « On remarque des plaques larges d'un rouge écarlate ; pharingite ; tuméfaction des extrémités ; inflammation des voies digestives. Elle se complique de congestions cérébrales, de tumeurs dures et volumineuses sur la région des amygdales, dont la terminaison est presque toujours funeste aux enfants. Traitement antiphlogistique : sangsues à l'épigastre, à l'anus, sur les tumeurs du cou, et enfin le traitement de la gastro-entérite.

L'enfance, jusqu'à l'âge de douze ans, en était atteinte pendant les quatre derniers mois. 90 malades, 18 décès; pas de contagion ni d'infection. »

Quesnoy-sur-Deûle. « Une scarlatine s'est déclarée pendant le mois de Septembre, s'est continuée pendant les trois derniers mois et pendant les trois premiers de l'année suivante. Symptômes ordinaires, mais l'éruption est très-prononcée. Elle se compliquait de fièvres cérébrales et de gastro-entérites. Les antiphlogistiques ont paru utiles. Elle affectait spécialement de un an à dix. Les malades, y compris les mois de 1841, ont été au nombre de 150; les décès au nombre de 40. »

ANNÉE 1841.

FIÈVRE TYPHOÏDE. — *Ascq.* « Comme en 1839, la diarrhée accompagne la fièvre cérébrale. Comme alors, le traitement est antiphlogistique. Les sujets ont de 12 à 50 ans. Elle dure pendant les huit premiers mois sous une température humide, malgré les bonnes conditions des habitants. Les malades ne sont plus qu'au nombre de 12; les victimes au nombre de 5. Aucun cas de contagion. »

Bondues. « Ce typhus, dont les symptômes étaient un délire furieux, des insomnies ou un sommeil léthargique, se complique de fièvres intermittentes, qui prennent le type de typhus, si elles ne sont supprimées du deuxième au troisième accès. Le traitement n'a pas été fixe. Du mois de Mai au mois de Décembre. De l'enfance à l'âge de 50 ans, on a compté 39 malades: 2 ont succombé; une femme de

45 ans , épuisée par les fatigues et les veilles près de ses enfants malades du typhus ; l'autre était une fille qui portait une maladie chronique du cerveau. »

Fournes. « Le typhus s'annonçait par un grand abattement ; mal de tête ; douleur aux extrémités ; pas d'appétit ; sommeil inquiet ; au troisième jour, un frisson suivi de chaleur ; quelques malades avaient des selles , des vomissements ; quelques-uns encore avaient des resserrements d'estomac , qui les forçaient à pousser des cris aigus. La langue était blanche , sale ; les dents noires ; chez beaucoup, les selles séreuses étaient involontaires ; la fièvre avait des redoublements ; chaque jour un ou deux accès de huit à douze heures. Pour le traitement : une ou deux petites saignées , boissons acides , fomentations émollientes , lavements , et surtout dans les douleurs aiguës de l'estomac ou des membres, bains tièdes , qui ont toujours amené du soulagement. L'âge qui a le plus souffert est de 20 à 25 ans ; le plus âgé des malades avait 51 ans ; le plus jeune n'avait pas 12 ans. Cette maladie , qui durait quarante jours , a paru en Septembre pour décroître en Mars de l'année suivante , et disparaître au mois de Mai. Les conditions des habitants étaient en apparence celles de l'année précédente. Le nombre des malades s'est élevé , pendant toute la maladie , de 200 à 500 ; 15 terminaisons fatales. La contagion n'a pas été remarquée , mais quand il y avait plusieurs jeunes personnes dans une maison , si l'une devenait malade , les autres le devenaient aussi , tandis que les parents étaient préservés. »

— « La maladie (fièvre muqueuse qui règne dans la commune de Fournes , où elle a attaqué un assez grand nombre d'individus), est due à une irritation du tube digestif. Elle présente quelques différences dues à ce que cette irrilation, qui a son siège dans l'intestin grêle, s'étend quelquefois à l'estomac et d'autres fois au gros intestin. Quelques cas de complication d'affection cérébrale ou pulmonaire ont été observés. La cause paraît résider dans la constitution froide et humide de l'atmosphère, constitution qui a déjà plusieurs mois de durée. Cette maladie n'a que très-peu augmenté la mortalité. En 1840, le nombre de décès, y compris trois enfants morts nés, a été de 43; et en 1841, jusqu'au 18 Décembre, il a été de 45. Les caractères épidémiques de la maladie ne paraissent pas incontestables. Le traitement a été antiphlogistique assez bien entendu; il était à désirer qu'on n'abusât pas des saignées générales, qui prolongent la maladie et exposent les malades à des rechûtes dans la convalescence, pendant laquelle ils doivent être surveillés de près. »

Frelinghien. Si le typhus ne s'est montré que dans les derniers mois de l'année, il devait régner durant 1842, et se prolonger même jusqu'au mois d'Août 1843.

« Un groupe de symptômes s'est montré presque constamment chez les individus atteints de cette maladie. Epigastre brûlant, très-souvent douloureux à la pression; répugnance extrême pour les boissons tièdes, soif vive et désir ardent de boissons froides; langue sèche, noire, racornie; lèvres fuligineuses; constipation très-opiniâtre, quelquefois remplacée cependant par des déjections involontaires; fétidité du malade, surtout pendant les transpirations suivies de chaleur et de sécheresse de la peau; souvent aussi le facies est altéré, la céphalalgie très-aigüe; souvent encore délire léger chez les uns, violent chez d'autres, somnolence; supination; prostration des forces; urines rares et déposant souvent un sédiment briqueté, surtout quand les malades n'avaient pas pris de bains. »

« Ce cortège de symptômes s'est principalement montré dans les familles nombreuses, et toutes les fois que les malades étaient réunis en grand nombre. C'est ainsi qu'une vingtaine de malades présentèrent tous des symptômes cérébraux très-prononcés. Cependant aucun n'a succombé. Le traitement a consisté en saignées générales et locales ; bains ; lavements ; fomentations émollientes ; diète ; boissons acidulées, gommeuses. Au déclin de la maladie, révulsifs sur les extrémités inférieures. Dans quatre cas où les voies digestives étaient moins enflammées, les vomitifs, les purgatifs réussirent également. La convalescence ne s'établissait qu'après le quarantième jour. Total des malades, pendant l'épidémie, 76 ; décès, 5, dont 2 pendant la convalescence. Quant à la contagion ou à l'infection : dans plusieurs maisons le typhus s'est étendu à tous les membres de la même famille, sans atteindre les gardes-malades étrangères à cette famille. »

Deûlémont, Houplines, Warnéton, ont fourni 50 malades qui furent traités par les antiphlogistiques. Trois succombèrent.

Lannoy. Continuation en Janvier de l'affection qui a débuté en Juillet 1840, et qui, sur 70 malades, a fait 9 victimes.

Quesnoy. « Quelques cas de fièvre typhoïde ont paru en 1841, mais la maladie n'a point eu de caractère grave. »

Thumeries. « La fièvre typhoïde débutait par la stupeur, un délire léger ; dans quelques cas il y a eu méningite. Les antiphlogistiques ont été employés pendant le premier septennaire ; les révulsifs ensuite. Les âges de 5 à 40 ans en étaient également atteints. Les causes n'ont pu être appréciées. Les conditions hygiéniques des habitants étaient bonnes. Ils furent un peu effrayés de cette invasion. Sur 28 malades, 8 succombèrent, presque tous à une affection cérébrale. Cette épidémie a duré deux ans. Elle s'est montrée dans toutes les saisons ; elle a presque toujours suivi la même marche. »

Wattrelos. Encore l'affection qui a commencé en 1839 et qui ne finira pas même en 1842 ; affection qui, sur 80 à 100 malades, enlève toujours le dixième.

CHOLÉRINE.—*Esquermes*. Comme en 1840, on remarque quelques cas de cholérine, traités de la même manière. Au lieu de Juillet et Août, c'est en Août et Septembre ; mais le nombre des malades indiqués n'est que 10. Pas de terminaisons fâcheuses.

ROUGEOLE. — *Faches*. « Avec l'éruption apparaissent des mouvements fébriles, des vomissements, de la diarrhée, toux, larmoiement, coryza. Elle se complique d'affections vermineuses, de bronchites chroniques dans la convalescence, de méningites. En général, la médecine expectante a réussi. Dans quelques cas, cependant, les émissions sanguines ont été mises en usage : sangsues sur le trajet des jugulaires, à l'épigastre, à l'extrémité inférieure du rectum. On a dû employer aussi les vermifuges. L'âge affecté variait de 1 à 10 ans. Cette maladie régnait en Mars, Avril, Mai, Juin. Le nombre des malades n'est pas connu. Un seul décès a été amené par un méningite qui avait succédé à la rougeole. »

ANGINE TONSILLAIRE. — *Roubaix*. « Embarras gastrique et intestinal ; brisement des membres, abcès à la gorge. Elle se complique de maladies des voies respiratoires. Le traitement a été général par les purgatifs ; local par les gargarismes astringents et la ponction des abcès. Les malades avaient de 15 à 30 ans. C'était au mois d'Avril. On peut regarder comme causes, les variations brusques de température. »

ANNÉE 1842.

Fièvre typhoïde. — *Armentières.* L'épidémie sévissait surtout dans les communes limitrophes ; mais la ville elle-même en subissait l'influence, et le chiffre des décès qui, en 1841, était de 167, s'élevait à 194. (Dans ces chiffres n'est pas comprise la mortalité de l'asile des aliénés, qui subissait en même temps l'influence du scorbut, dont il sera parlé plus loin.) Nous verrons aussi que cette maladie régnait à Houplines, tandis que dans un autre arrondissement, la ville de Nieppe voyait sa mortalité portée à 120 au lieu de 82.

Attiches. « Le délire, les vomissements avec diarrhée ou constipation, irritation du cerveau et des méninges. Traitement antiphlogistique, révulsions sur les extrémités inférieures et sur l'abdomen. Tous les âges en furent pris ; elle a duré pendant les mois de Septembre et Octobre. »

Baisieux. « Elle débute par un accablement général, céphalalgie ; douleur dans la fosse iliaque gauche avec gargouillement ; symptômes ataxiques ou adynamiques ; quelquefois ces symptômes réunis. Le traitement utile a consisté en saignées générales et locales chez les individus forts et pléthoriques, au début de cette maladie. Plus tard, les symptômes ataxiques ont été combattus par les révulsifs, l'adynamie par les toniques. Les malades avaient de cinq à vingt-six ans. C'était principalement dans la classe pauvre.

Il y en eut 115 ; 12 succombèrent. Des familles entières en étaient attaquées. Elle a débuté au mois d'Août pour ne se terminer qu'en Février de l'année suivante. »

Cappelle. « Faiblesse , prostration chez presque tous. C'était une dothinenterie dite adynamique , céphalalgie sus-orbitaire dès le début, puis coliques , diarrhée ou constipation. Il s'est présenté des maladies intercurrentes ; des fièvres intermittentes suivaient un cours régulier. Les saignées générales plus ou moins fortes suivant les idiosyncrasies, jusqu'à disparition de la céphalalgie, puis venait la solution de gomme en grande quantité ; le sulfate de quinine toujours avec succès , quand il y avait complication de fièvres intermittentes. Lorsque la céphalalgie persistait , l'extrait de ciguë avait des succès très-marqués. Pendant la convalescence , le vin rouge était donné jusqu'à parfaite guérison. Deux âges y paraissaient principalement disposés : de 15 à 22, et de 40 à 50 ans. Cette maladie a duré pendant tout l'hiver et le commencement du printemps. Chez les personnes qui ne manquèrent de rien , l'affection était légère ; la plupart , au contraire , étaient des malheureux manquant d'aliments , réunis en grand nombre dans des chambres basses et peu aérées. Sur quarante cas , un seul décès. C'était un homme de 45 ans , dans la dernière misère , et privé de soins.

» On est tenté d'admettre la contagion ou l'infection , d'après ce fait , qu'un seul hameau eut plus de 20 malades dans les maisons contiguës et toujours chez les plus malheureux. Il est à remarquer qu'on n'a pas une seule fois observé de taches lenticulaires. »

Chéreng. « Stupeur , céphalalgie , lèvres très-sèches , langue tremblante et rouge à la pointe ; soif vive , borborismes, pouls fébrile, chaleur et sécheresse de la peau. Saignées générales dans les premiers jours ; eau citronnée pour boisson ; fomentations sur le ventre, lavements émollients. Elle sévissait sur les adultes, en Mai, Juin, Juillet, Août. 60 malades, 5 morts. »

Fournes. L'épidémie, commencée en 1841, se continue jusqu'au mois de Mai, époque à laquelle le nombre des malades était évalué à 2 ou 5 cents ; celui des décès à 15.

Frelinghien. C'est encore l'épidémie de 1841 qui se continue pendant toute l'année, et se retrouvera jusqu'en Août 1845. Pour toute l'épidémie, le nombre des malades est de 76 ; 5 décès.

Houplines. Il ne sera pas sans intérêt de rapprocher les renseignements fournis par deux médecins qui ont eu à traiter des maladies de la même épidémie :

1.° « La céphalalgie ; la prostration ; les douleurs abdominales ; la diarrhée ; les vomissements, et les symptômes cérébraux. Le traitement, antiphlogistique et révulsif. L'âge affecté, 20 à 40 ans. La durée, pendant les mois de Juillet, Août, Septembre et Octobre. 15 malades, 6 décès. Sur 6 malades d'une même famille, 5 ont succombé. Le traitement antiphlogistique qui avait partout ailleurs réussi, était ici de nul effet. Réuni à plusieurs autres, ce fait montre assez que la propagation de la maladie était due à la contagion. »

2.° « Inappétence, inaptitude aux mouvements, langue couverte, au début, d'un enduit grisâtre, humide ; physionomie hébétée ; plus tard, il y avait un peu de délire, principalement vers le soir. Le ventre se ballonait ; prostration, qui faisait que le corps, cédant à son propre poids, tendait continuellement à rouler vers les pieds du lit ; dents

encroûtées ; la langue devient sèche et d'une couleur bru-
nâtre ; air morne et abattu. Chez tous les malades , le traitement a commencé par les évacuations sanguines , puis
venaient les révulsifs. Les toniques n'ont été mis en usage
que dans un cas désespéré et sans succès ; il y avait prostration extrême , larges escarres au sacrum et aux grands
trochanters. Cette maladie affectait particulièrement les personnes de 15 à 40 ans. Depuis Mai , elle a duré jusqu'au
mois de Septembre ; plus tard , quelques cas se sont mon-
trés , mais d'une manière sporadique. 26 malades, 5 décès,
dont les deux cas cités plus bas , l'un après péritonite ,
l'autre après céphalalgie. Il n'a été observé d'aphthes que
chez un seul malade ; la muqueuse buccale en était couverte ; leur apparition a précédé la mort de huit jours.
Deux cas ont été compliqués, l'un d'une violente péritonite,
due probablement à une perforation de l'intestin ; l'autre
d'une paralysie du côté droit, survenue trois ou quatre jours
avant la mort. La durée de la maladie était ordinairement
très-longue , et la convalescence plus longue encore. Les
forces n'étaient complètement revenues que plusieurs mois
après. En général cette épidémie a été peu grave ; elle n'a
revêtu la forme adynamique que dans le plus petit nombre
de cas. Très-souvent tout se bornait à un peu de diarrhée,
du délire , un air triste , abattu , un peu de sensibilité dans
la région cœcale. Dans ces cas , la convalescence était souvent aussi longue que chez les malades qui avaient été
plus gravement atteints.

On n'a pu remarquer de contagion , car souvent , dans
une maison, une ou deux personnes étaient atteintes, et les
autres n'éprouvaient aucun symptôme de la maladie , bien
qu'ils fussent souvent près des malades. Il est à remarquer

que les personnes qui habitaient près la rivière étaient plus particulièrement atteintes. »

Lomme. « Grandes douleurs dans les régions du bas-ventre, selles très-fréquentes. Pour traitement : boissons et lavements rafraîchissants, saignées et sangsues. Les malades avaient 22 à 27 ans. Pendant les mois d'Octobre et Novembre. Les temps pluvieux et humides en parurent la cause. C'est surtout la classe ouvrière qui en eut à souffrir. 25 malades , 2 morts. Pas de contagion observée. »

Mons-en-Pévèle. « Gastro-entérite passant , chez quelques-uns des malades, à l'état de fièvre typhoïde. La céphalalgie était le symptôme dominant. Elle se compliquait chez les uns de méningite , chez d'autres de péritonite. Traitement antiphlogistique. Elle a duré neuf mois , d'Avril en Décembre. Les habitants étaient en bonnes conditions hygiéniques. L'âge des malades variait entre 5 et 40 ans ; il y en eut 25, 4 décès. Une femme succombe à une péritonite, effet d'une rechûte ; les trois autres périssent par suite de méningites. Un de ces derniers a eu, quelques jours avant la mort , une dizaine de phlictènes remplies d'une sérosité roussâtre , de la largeur de 4 à 8 centimètres ; le visage , le thorax , l'abdomen et le dos en étaient le siège. »

Neuville. « Cette maladie est annuelle. La fièvre typhoïde ayant envahi le hameau dit *le Soleil de douze heures ,* sur plus de 20 malades , il y en eut 2 qui succombèrent. »

Pérenchies. « Céphalalgie, douleurs abdominales, prostration des forces, diarrhée. Elle se complique de symptômes cérébraux, d'accès de fièvre intermittente. Le traitement a été antiphlogistique et révulsif. Elle régnait en Juillet , Août, Septembre et Octobre. Les individus avaient 20 et 40 ans ; ils étaient tous agriculteurs et furent pris au nombre de 32. Trois terminaisons funestes. Il s'est présenté plusieurs cas de contagion ou d'infection. »

Templeuve. Ici le mot typhoïde n'est pas écrit ; il est dit : « Gastro-entéro céphalite. Les symptômes sont cérébraux. On a mis en usage les évacuations sanguines, les délayants, les révulsifs. Elle a régné de Janvier à Septembre. Sans pouvoir apprécier les causes, on remarquait que les malades habitaient des maisons sises sur un sol humide. Ils comptaient généralement dans les classes pauvres. Ils avaient de 4 à 30 ans. Leur nombre a été de 40 ; 6 décès. »

Sans résoudre la question de contagion ou d'infection, on est disposé à répondre affirmativement.

Thumeries. Nous assistons à la deuxième année du règne de cette fièvre typhoïde qui, sur 28 malades, a fait 8 victimes.

A Wattrelos persiste cette tyrannique maladie, commencée en 1839, et qui, sur les 90 à 100 malades, perçoit impitoyablement la dîme.

Wavrin. « Les malades étaient atteints de fièvre, ayant tous les caractères de celle vulgairement appelée typhoïde grave. Quelques-uns, vers le mois de Novembre, présentèrent des tâches noirâtres sur diverses parties du corps. Les sujets des deux sexes étaient adultes ou adolescents. Elle a débuté vers les premiers jours d'Août et se terminait avec l'année. Elle paraît être le résultat des chaleurs excessives suivies de l'abaissement brusque de la température pendant les travaux de l'été. Tous les malades appartenaient à la classe ouvrière et indigente ; ils étaient privés des ressources que réclamait leur situation. Un père de famille, alité le premier, succombe après huit jours, et laisse les six autres membres de sa famille atteints du même mal. Quelques coïncidences ont fait croire à la contagion , et les malades sont privés de secours. »

GASTRO-ENTÉRITE. — *Ennetières-en-Weppes*. « Prostration ; état saburral de la langue ; soif très-intense ; nausées ; vomissements ; ballonement du ventre ; déjections alvines involontaires, ou constipation ; chaleur à la peau ; pouls petit , fréquent, changeant souvent de rithme , etc. Chez quelques personnes, il y avait complication de néphrite et de pleurésie. Le traitement a été exclusivement antiphlogistique. Les malades avaient depuis 16 jusqu'à 65 ans. La maladie a duré de Juin en Novembre. On croit avoir reconnu les causes dans la chaleur ardente et l'abondance des transpirations. 72 malades , 2 décès. Pas de contagion.»

Pont-à-Marcq. « Diarrhée , rougeur de la langue , sensibilité de l'épigastre, compliquée de typhus et d'affection vermineuse. Comme traitement, les antiphlogistiques vers le début. L'âge qui en a souffert est de 15 à 55. Elle sévissait pendant les mois de Juillet , Août , Septembre, Octobre et Novembre. » Mais elle n'avait pas dit son dernier mot, et 1843 devait la voir reparaître dès le mois de Mai pour se prolonger jusqu'en Août. « Le nombre des malades, pour ces deux années , a été évalué à 21 ; celui des décès à 6 , dont deux par imprudence de régime. Les fumiers déposés près des habitations rendent celles-ci très-insalubres. »

CHOLÉRINE. — *Faches*. Elle se manifeste par des vomissements, diarrhée séreuse très-abondante, crampes. Le traitement a consisté en préparations d'opium , lavements laudanisés , boissons froides et gazeuses. Tous les âges en furent pris pendant les mois de Juin, Juillet, Août. Le nombre des malades n'est pas déterminé ; il n'y eut aucun décès. Aucun cas de contagion ou d'infection.

Roubaix. « Vomissements ; selles liquides ; crampes ; yeux cernés et enfoncés. Le traitement a consisté en opiacés sous forme de potion ou de lavement, et en applications sudorifiques. Cette affection se remarquait au mois d'Août. »

Dyssenterie. — *Wattignies*. « En Octobre, un grand nombre de sujets en étaient atteints, surtout au hameau de Flesquières, où plusieurs ont succombé. »

« Elle dépendait autant des vicissitudes de la température de la saison que de la qualité des aliments et des fatigues. C'était une dyssenterie fébrile avec flux sanguinolent, et, chez quelques-uns, complication vermineuse. Le traitement, outre les précautions hygiéniques, consistait en applications de sangsues. »

Scorbut. — *Armentières, asile des aliénés*. « Prostration des forces ; décoloration de la peau et des muqueuses ; gonflement et rougeur des gencives ; ecchymoses ; pétéchies ; hémorragie des membranes muqueuses ; escarres gangréneuses de la bouche et de l'arrière-bouche. Il se compliquait de fièvre typhoïde, de diarrhée, de dyssenterie. Pour moyens de traitement, on a eu recours aux bouillons d'herbes, aux fruits de la saison, au vin trempé, à la bierre animée avec la teinture de raifort, au sirop de raifort composé, au régime analeptique, à l'usage modéré des viandes fraîches convenablement associées aux légumes, aux frictions avec le liniment ammoniacal ou avec l'alcool camphré sur les membres couverts d'ecchymoses. Tous les âges en furent atteints. » (Il est bon de noter que l'asile ne contient pas d'enfants et qu'il y a peu de vieillards).

« Commencée en Mars, cette épidémie a continué en Avril, Mai, Juin, Juillet et Août. Les causes étaient multiples : le défaut d'air, l'humidité, l'insalubrité des bâtiments, la malpropreté. La santé générale des aliénés est mauvaise ; ils sont sujets à des affections catarrhales, à des troubles fréquents dans les fonctions nutritives. Il y a eu 41 autopsies ; elles montraient des escarres gangréneuses de la bouche et de l'arrière-bouche ; des infiltrations ; des épanchements de sang cutanés, sous-cutanés, interstitiels, à la surface des muqueuses, dans les cavités splanchniques, dans les organes parenchymateux. Il y a eu jusqu'à 180 malades; 46 décès. On n'a pu reconnaître s'il y a eu des cas de contagion ou d'infection. »

« L'épidémie dont il s'agit ne s'est pas étendue au-delà de l'asile des aliénés ; mais, tandis que le scorbut sévissait avec tant d'intensité dans l'établissement, des fièvres graves, du genre de la fièvre typhoïde, régnaient dans les communes limitrophes. Beaucoup d'aliénés, atteints du scorbut, ont subi cette influence miasmatique qui se manifestait chez eux par la stupeur, par un flux de ventre, par l'apparition d'escarres gangréneuses dans la bouche et l'arrière-bouche, la région du sacrum. Ces malades, déjà épuisés par l'influence prolongée d'un grand nombre de causes débilitantes et par les progrès du scorbut, succombaient dès l'invasion de la fièvre grave qui venait compliquer l'épidémie. »

Variole et rougeole. — *La Bassée.* « Fièvre, délire, vomissements et boutons à la peau ; complication de fièvre vermineuse et le plus souvent gonflement des membres, symptômes très-fâcheux. Le traitement a été sudorifique, diurétique ou tonique, suivant les symptômes les plus opiniâtres. Cette maladie se prenait à l'enfance. Elle avait commencé en Décembre 1841, et se continue en Janvier et Février. C'étaient surtout les enfants des familles aisées qui furent malades. On en compte 45 à 48, et 14 à 18 décès.

Cette maladie est très-contagieuse pour l'enfance. Beaucoup meurent de l'abus des sangsues. Surtout dans cette maladie, une médecine expectante et prudente réussit fort souvent. »

Scarlatine. — *Marcq-en-Barœul.* « En Janvier, Février et Mars, cette maladie sévit sur l'enfance avec ses caractères ordinaires simples. Le traitement fut antiphlogistique. Les conditions des habitants étaient celles habituelles. Il n'y eut pas de décès, mais 50 malades. »

Quesnoy-sur-Deûle. « L'épidémie de 1840 se montre de nouveau pendant les mois de Janvier et Février. »

Roubaix. « Les plaques sont rouges, très-grandes. L'angine simule quelquefois le croupe. Le traitement consiste dans l'emploi du calomel à doses fractionnées. Les enfants et les adultes de 40 ans et plus en étaient atteints en Juin et Juillet ; il s'en est aussi montré plusieurs cas en Novembre et Décembre.

Le calomel, pris par les individus qui habitaient une maison où la scarlatine était implantée, les préservait de cette affection, ou du moins diminuait la violence des symptômes. »

Hémorragie nasale. *Gondecourt.* « L'hémorragie, les vomissements, la céphalalgie, et quelquefois les convulsions forment les symptômes principaux. Pour traitement : les évacuations sanguines locales et notamment le calomel. L'âge : de 1 à 7 ans. L'époque : Novembre, Décembre, Janvier et Février 1843. Malades, 95 ; décès, 7. »

Fièvre typhoïde.

Les maladies épidémiques qui ont régné depuis dix ans dans notre arrondissement peuvent, d'après leur nature et envisagées sous leurs différents aspects, donner naissance à quelques réflexions.

La fièvre typhoïde s'est montrée souvent dans les communes de : Attiches, Bousbecque et Tourcoing. Elle est annuelle dans les communes de Linselles, Neuville et Roncq.

Elle a régné, en 1833, à Sainghin-en-Mélantois ; en 1835, à Bondues ;

En 1836, à Linselles, d'une manière plus marquante que les autres années ;

En 1838, à Salomé ;

En 1839, à Ascq, Bousbecque, Péronne, Roubaix et Wattrelos ;

En 1840, à Cysoing, Ennetières-en-Weppes, Lannoy, tout en continuant à Péronne et à Wattrelos ;

En 1841, elle revient à Ascq et Bondues ; paraît à Fournes, Frelinghien, Quesnoy, Thumeries, et persiste à Lannoy et Wattrelos ;

En 1842, on la voit à Armentières, Attiches, Baisieux, Cappelle, Chéreng, Houplines, Lomme, Mons-en-Pévèle, Pérenchies, Templeuve, Wavrin, sans disparaître dans les communes de Fournes, Frelinghien, Thumeries, Wattrelos.

Ainsi, sans parler des communes où la maladie est habituelle, on trouve, de 1833 à 1842, cette dénomination reprise trente-sept fois entre vingt-sept communes. On voit se répéter les noms d'Ascq, Bondues, Fournes, Frelinghien, Lannoy, Péronne, Thumeries : Wattrelos est porté quatre fois.

Les *symptômes* ont varié dans les diverses épidémies de cette nature, ou, pour parler avec plus de certitude, ont été diversement décrits. Il en est un cependant que l'on retrouve partout : c'est le trouble de l'innervation ; c'est la prostration. Les signes indiquant la lésion des organes de la digestion, de la respiration, de la circulation, sont plus ou moins constants. Ici les désordres existent vers la partie supérieure ; là vers la partie moyenne, puis vers la partie inférieure du canal alimentaire ; plus loin les fonctions ont éprouvé si peu de modifications, que la lésion passe inaperçue. Ainsi tous les autres signes sont ou ne sont pas décrits, existent ou n'existent pas ; mais la prostration, le trouble des fonctions du système nerveux se retrouve partout.

Est-ce à dire que la fièvre typhoïde ne consiste que dans ces troubles de l'intelligence et du mécanisme animal ? Non, certes. On doit toujours réserver le nom de fièvre typhoïde à l'ensemble des symptômes indiquant les désordres qui précèdent ou accompagnent cette lésion du canal digestif, où les plaques de Peyer deviennent apparentes, enflammées et ulcérées. C'est parmi ces symptômes que nous trouvons toujours comme caractéristique le trouble plus ou moins profond du système cérébro-spinal. C'est ainsi que, sur vingt-six indications, la stupeur ou la prostration sont notées dix-huit fois. Il est parlé quatorze fois de délire, quinze fois de la céphalalgie, cinq fois on a précisé les méningites. A Bondues, en 1841, on remarquait qu'il y avait insomnie ou sommeil léthargique. Deux fois seulement la surdité a fixé l'attention. A Houplines, en 1842, la paralysie s'est remarquée chez un sujet, trois ou quatre jours avant la mort. Deux médecins ont signalé les cris aigus poussés par les malades.

L'état du tube digestif a été représenté cinq fois par : inflammation de la muqueuse; vomissements plus ou moins opiniâtres, quatre fois ; la diarrhée se présente sept fois ; la constipation est rappelée deux fois, elle alterne alors avec la diarrhée. L'état fuligineux des dents ou de la langue est indiqué huit fois. On ne parle que deux fois des douleurs épigastriques. Les douleurs dans la fosse iliaque, droite ou gauche, reviennent cinq fois.

Il est question une fois de sudamina. A Wavrin, en 1842, on a remarqué des taches noires que l'on a appelées pétéchies. Les ulcérations gangréneuses, si redoutables dans la convalescence, sont dénommées quatre fois.

Au nombre des *complications* figurent les pneumonies dans quatre épidémies ; la toux dans deux ; les vers intestinaux dans quatre, et les péritonites dans deux autres. L'éruption des parotides a été remarquée à Ennetières-en Weppes, 1840.

Traitement. — La question principale, celle qui domine toutes les autres au point de vue de l'utilité, le but de toutes les observations médicales, le traitement devait nécessairement varier en raison de la variété des symptômes. Les diverses méthodes devaient se prêter appui, se succéder ou s'exclure. C'est en effet par suite de ces combinaisons que nous voyons, sur vingt-cinq réponses accordées sur ce point, le traitement antiphlogistique, seul ou non, rappelé dix-huit fois ; les révulsifs, dix fois; les toniques, cinq fois; les adoucissants ou émollients, trois fois ; les évacuants, quatre fois, et enfin la méthode expectante, deux fois. Une fois après avoir eu recours aux émissions sanguines, on a dû y renoncer pour se borner aux adoucissants.

Ainsi, malgré la prostration, la stupeur, le traitement antiphlogistique a paru généralement le plus utile. Il a été souvent remplacé vers la fin par les révulsifs, les évacuants, les toniques. On voit encore que si les émissions sanguines ont été, par la majorité, employées avec succès, on a dû quelquefois y renoncer.

Et cette expectation qui vient sceptiquement étaler ses succès ! Dans une épidémie, sur 70 malades, 5 décès ; dans une autre, sur 100 malades, le dixième, ou pour les deux 15 décès sur 170, ou 1 sur 11,33. Quoi ! le relevé de tous les traitements réunis donne pour résultat 1 mort sur 9 malades 78 centièmes ; et en assistant, les bras croisés, à toutes les souffrances de ces malheureux qui se tordent dans le délire, ou sommeillent dans la stupeur, j'aurai plus de succès !... Il y a méningite ou congestion cérébrale, et je reste inactif ! Il y a diarrhée, et je me garde de modérer l'inflammation qui l'amène ! Il y a vomissements, et je les respecte ! Il y a inflammation de toute la muqueuse intestinale, et j'abandonne tout à la nature ! Je ne perds plus alors que 1 malade sur 11,33, au lieu de 1 sur 9,78. Assurément de pareils résultats sont faits pour confondre toute pratique, toute théorie. Comment oser agir en présence de pareilles assertions ? Quel praticien, si assuré qu'il soit, pourra se décider à enlever une goutte de sang, à tourmenter les malades par les vésicatoires, les vomitifs, les purgatifs, etc. ? Ces renseignements cependant méritent la même confiance que les autres, jusqu'à preuve contraire.

Ages. — Sur vingt-cinq désignations des âges, qui ont

eu le plus à souffrir de la fièvre typhoïde, il a été dit trois fois : tous les âges ; deux fois on a répondu : que les enfants et les adolescents en étaient surtout frappés ; deux fois on a dit : les adultes ; les dix-huit autres réponses sont représentées par des chiffres dont les totaux sont 222 ans pour l'âge le plus jeune, et 698 pour l'âge le plus avancé ; soit, pour chaque épidémie, depuis 12 ans 1/3 jusqu'à 38 ans 7/9, c'est-à-dire 25 ans 1/2 par moyenne. C'est donc dans la force de l'âge que ces hommes sont saisis et torturés par cette maladie, qui ne les abandonne que morts ou brisés pour longtemps.

Conditions des habitants pour l'année. — On désirait connaître si, dans les années où il y avait eu des épidémies, les habitants des communes n'avaient point eu à supporter de privations spéciales, par suite de mauvaises récoltes des fruits principaux, par suite d'un déplacement ou d'un arrêt de l'industrie, par suite d'une inondation ou autre ; la solution n'a pas été donnée dans ce sens. On peut du moins constater que parmi les onze renseignements donnés à cet égard, il est dit : que la position de Bondues, que son site sont heureux ; que les conditions des habitants de Bousbecque étaient satisfaisantes en 1839 ; qu'elles étaient également bonnes à Thumeries en 1841, et à Mons-en-Pévèle en 1842. On trouve, au contraire, partout ailleurs les conditions mauvaises des habitants pauvres et mal nourris ; c'est eux qui sont pris les premiers ; c'est dans chaque famille pauvre, dans chaque habitation étroite et peu aérée que l'on voit plusieurs malades, et les symptômes s'aggravent en raison de la misère et de la privation de secours.

Causes. — Après tant de recherches tentées par les penseurs pour arriver à la connaissance des causes ; après tant d'insuccès essuyés par la médecine, et surtout par la médecine des épidémies, c'est pour ainsi dire une dérision, une banalité, que s'occuper d'un semblable sujet. Qu'importent en effet les distinctions des causes en prédisposantes et déterminantes, en causes persistantes ou occasionnelles, si elles doivent toutes nous échapper; si, dans les conditions les plus semblables pour nous, des constitutions médicales différentes viennent accuser l'erreur de notre jugement? La médecine, cependant, ne peut se décourager ainsi; elle accumule, elle rapproche les faits acquis des faits déjà connus, et laisse à un autre âge l'espérance des découvertes utiles et positives.

Les causes qui ont été indiquées, au milieu de beaucoup d'aveux négatifs, comme ayant concouru au développement des épidémies de typhus, sont : à Salomé, en 1838, et à Lannoy, en 1840, la stagnation d'eaux et d'immondices provenant de fabriques de sucre indigène; à Péronne, à Cysoing, des émanations marécageuses; à Ennetières, Roubaix, Templeuve, l'humidité des habitations; à Roubaix surtout, l'habitation de maisons neuves; à Wattrelos, outre l'humidité des chaumières, la malpropreté des habitants et le défaut de soins hygiéniques. Partout ailleurs les causes seraient atmosphériques : les alternatives de froid et de chaud; le froid humide. On insiste beaucoup sur le froid humide qui « diminue l'action vitale de la peau, augmente celle des viscères, et les prédispose singulièrement à l'irritation que développe la cause la plus légère. » Tout logique que soit ce raisonnement, il perd cependant beaucoup par suite de la coïncidence des chaleurs avec l'accroissement du nombre et de la gravité des typhus. Assurément, la saison des froids humides est dans nos contrées l'hiver. Les maladies, nées sous cette influence, doivent disparaître au printemps et surtout durant les chaleurs. Nous voyons positivement le contraire. (Voir le titre des saisons.) « Cette maladie décroît avec les chaleurs et disparaît aux premières gelées.» C'est donc au milieu des circonstances opposées qu'il faut chercher les causes probables. C'est pendant les premières chaleurs que doivent naître les prédispositions; c'est pendant les plus fortes chaleurs qu'elle opère ses invasions et ses ravages; c'est pendant les mois les plus chauds, et dans les habitations où il y a encombrement, défaut d'air, misère, que les malades sont le plus nombreux et le plus gravement compromis.

Le rapport sur les épidémies, consigné au premier volume des mémoires de l'académie de médecine, s'exprime ainsi : « On sait que le typhus ne se manifeste guère que sous l'influence d'une basse température et de l'humidité, tandis qu'au contraire une température élevée, combinée également avec l'humidité, est une des conditions inséparables du développement de la fièvre jaune.... » Les analogies doivent-elles être équilibrées par des différences non moins tranchées entre les grands typhus, dont il est ici question, et nos épidémies pygmées de fièvres typhoïdes ?

Mais je trouve une observation qui vient, dès l'année 1746, préjuger pour la ville de Lille les conclusions que me fournissent les chiffres. J'ai cité le recueil des observations de médecine militaire. Le mémoire est de Desmilleville; il traite de la situation de l'air et des eaux de la ville de Lille : mémoire plein d'intérêt. « La constitution des corps animés, dit-il, répondant à la nature du climat, on comprend aisément la raison pour laquelle les naturels du pays souffrent peu ici de l'humidité ordinaire. Aussi nos plus célèbres praticiens ont remarqué que ça été toujours pendant les longues sécheresses et à la suite de longues et fortes gelées, qu'ont paru les maladies les plus aiguës et les plus malignes qui aient infecté la ville et la province.... Les étés secs et chauds produisent souvent des fièvres bilieuses, putrides, et quelquefois inflammatoires. »

Les médecins ne sont malheureusement pas d'accord sur la nature de la fièvre typhoïde; aucune, peut-être, n'a donné lieu a plus de dissidence : altération des solides ; altération des liquides ; atonie ; inflammation ; affection locale ; affection générale : toutes les suppositions ont eu leurs prôneurs, leurs détracteurs ; et, chose hélas trop fréquente, chacun a pu baser ses raisonnements sur les symptômes de la maladie, sur les effets du traitement, et, comme toujours, on combattait à armes égales ; on étalait des succès égaux en apparence. Cependant, quel que soit le point de départ, tout le monde a dû constater l'altération des liquides, primitive ou consécutive ; l'altération des solides, primitive ou consécutive ; et surtout l'altération non moins profonde de l'innervation, soit primitive, soit consécutive.

« Il y a maladie, dit Liebig, lorsque la somme des forces vitales qui s'opposent aux causes de perturbation est moindre que la somme des forces perturbatrices, et ne leur oppose, par conséquent, pas assez de résistance. » S'il est une maladie à laquelle on puisse appliquer cette définition du chimiste, c'est assurément la fièvre typhoïde. C'est donc pendant la saison chaude que les forces perturbatrices l'emportent sur les forces vitales.

1.º L'élévation de température est une condition favorable aux décompositions de toute nature. Si les habitations sont humides, malpropres, il en résulte des émanations nuisibles par elles-mêmes, ou parce qu'elles remplacent un air moins respirable ;

2.º A volume égal, il y a moins d'oxigène respiré pendant la saison chaude que dans un air froid. L'air est donc moins réparateur, et doit être plus souvent renouvelé ;

3.º La perspiration cutanée est plus abondante ;

4.º Les forces sont employées à produire des effets mécaniques, d'une manière plus soutenue, plus prolongée ;

5.º Le sommeil, au contraire, destiné à la réparation, est moins long, moins complet.

C'est ainsi que les mêmes causes, qui amènent perte pour l'action vitale, amènent l'accroissement des forces perturbatrices. Si les individus soumis à ces agents débilitants négligent les soins hygiéniques ; si, après avoir provoqué la transpiration par le travail, ils s'exposent au froid de la soirée ; s'ils étanchent leur soif avec de l'eau froide ; s'ils se reposent de leurs fatigues sur un gazon humide, voilà l'épine, et l'inflammation, loin d'être franche, se modifie suivant la détérioration des solides, des liquides ou des centres nerveux.

Lorsque, dans la capitale, les hôpitaux s'encombrent de ce genre de malades, c'est aussi vers les mois d'Avril et Mai. Si l'on se livre à la recherche des circonstances au milieu desquelles vivaient les malades avant leur entrée dans le service médical, on trouve que la plupart, étrangers à la vie de Paris, étaient arrivés depuis peu, chassés de la province par le défaut de ressources, par les privations augmentées pendant l'hiver ; ils étaient accourus, avec l'espérance pour bagage, à la recherche d'occupations à leur convenance.

Ils se logent et se nourrissent en attendant de manière

à ménager leurs dernières économies ; c'est-à-dire qu'ils couchent dans des chambres basses, étroites, en compagnie nombreuse ; qu'ils se chargent l'estomac d'aliments de qualité inférieure. Mais il faut connaître Paris pour y trouver de l'ouvrage. Les illusions font bientôt place au découragement, et la première porte qui s'ouvre pour les accueillir est celle de l'hôpital.

Si nous ne rencontrons pas dans les maladies typhoïdes de l'arrondissement de Lille cette cause puissante, le découragement, nous retrouvons les vices d'aération pendant le sommeil, d'alimentation, lorsque les provisions d'hiver s'épuisent et deviennent moins salubres, avant que le sol ait produit de nouveaux fruits.

Mais nous ne voyons plus à Paris les fièvres typhoïdes se prolonger pendant les chaleurs : c'est que, vers cette époque, presque tous les bras ont trouvé de l'occupation, et les arrivants ont pu se soustraire en partie aux influences fâcheuses au milieu desquelles ils avaient débuté.

Ici l'habitation est toujours la même ; s'ils y sont moins de temps renfermés, l'atmosphère en est plus viciée; si l'alimentation a pu s'améliorer progressivement, le travail, de son côté, a été plus fatigant et plus suivi.

Nous ne prétendrons pas que tout soit là, il s'en faut ; mais les influences morbides typhoïdes, accordées aux émanations marécageuses, sont loin d'être constatées. On ne peut nier cependant que, s'ajoutant à d'autres, et notamment à celles précitées, ces émanations ne soient défavorables. Que, par suite des alternatives de chaud et de froid qui accompagnent les évaporations spontanées des marais, il y ait facilité, pour les personnes qui y sont soumises, de contracter soit des inflammations intermittentes, soit des inflammations simples ou modifiées par l'état des organes ou de l'atmosphère : personne ne le contestera.

Considérées sous le point de vue de l'*orientation* relative à la ville de Lille, les épidémies de fièvres typhoïdes dans l'arrondissement peuvent se classer de la manière suivante :

Au nord, quatre épidémies (ou années pendant lesquelles régnait une épidémie) dans trois communes : Bondues en 1835, puis en 1842; Linselles en 1836; Bousbecque en 1839.

Au nord-est, cinq épidémies en deux communes : Roubaix en 1839 ; Wattrelos en 1839, 1840, 1841 et 1842, année qui ne termine pas la maladie.

A l'est, neuf épidémies en six communes : Ascq en 1839, puis en 1841 ; Péronne en 1839 et 1840 ; Lannoy en 1840 et 1841 ; Baisieux et Chéreng en 1841.

Au sud-est, quatre dans quatre communes : Sainghin-en-Mélantois 1835 ; Ennetières 1840 ; Capelle 1841 ; Templeuve 1842.

Au sud, quatre en trois communes : Thumeries de 1841 à 1842 ; Attiches et Mons-en-Pévèle en 1842.

Au sud-ouest, encore quatre en trois communes : Salomé en 1838 ; Fournes en 1841 et 1842 ; Wavrin en 1842.

A l'ouest, quatre épidémies en quatre communes : Armentières, Houplines, Lomme, Pérenchies, toutes en 1842.

Au nord-ouest, trois en deux communes, qui sont Quesnoy 1841, et Frelinghien 1841 et 1842.

Saisons. — Dans vingt-cinq seulement des relations sur les fièvres typhoïdes épidémiques, les mois où elles ont sévi sont indiqués d'une manière précise. Ils forment un total de 144 mois, ou près de 6 mois comme moyenne pour la durée de chaque épidémie. Leur fréquence se répartit ainsi : Janvier est désigné 6 fois, Février 7, Mars 8,

Avril 9, Mai 15, Juin 11, Juillet 15, Août 16, Septembre 18, Octobre 18, Novembre 15, Décembre 12.

Ces résultats rangent donc nos affections typhoïdes dans le cadre des autres affections du tube digestif, plus fréquentes dans la saison des chaleurs, et qui décroissent vers la saison des froids pour céder le pas aux affections des organes de la respiration. Si les mois de Septembre et Octobre ne sont pas les plus chauds, ils succèdent du moins aux plus fortes chaleurs et sont généralement très-secs, ce qui peut expliquer leur prééminence dans la liste précédente.

C'est aussi durant les mois de chaleurs que les malades se trouvent, toute proportion gardée, en beaucoup plus grand nombre; et que, relativement, les terminaisons funestes sont le plus fréquentes. Nos calculs, dans ce sens, ne nous permettent pas d'arriver à une précision suffisante; mais nous croyons n'être pas loin du vrai en disant que, dans les mois de Juillet, Août, Septembre, la mortalité est de 1 sur 6,50, au lieu de 1 sur 9,78, qui forme la moyenne.

La contagion ou *l'infection* ont été très-diversement envisagées et résolues. Sur douze réponses catégoriques, une fois il y a doute. Dans une même commune, l'un des médecins répond par l'affirmative, l'autre par la négative. Quatre contagionistes disent, l'un, que le contact dans les familles est un moyen de propagation; l'autre étend la transmissibilité non-seulement aux parents, mais aux voisins; le troisième signale trois cas, et le quatrième quatre faits où la contagion a paru évidente.

Parmi les six confrères qui repoussent la contagion, l'un ne peut se refuser à reconnaître une coïncidence; quatre répondent positivement non; et le sixième corrobore son opinion par des faits très-probants, où des gardes-malades ont donné leurs soins à plusieurs membres d'une même famille, sans être atteintes elles-mêmes. Il cite des familles où la maladie sévissait sur les jeunes gens et respectait les parents.

Ces exemples ne sont pas rares, en effet, et ils sont trop consolants eu égard aux malades, trop rassurants eu égard aux populations, pour n'être pas répétés, commentés avec complaisance. Il reste hors de doute que, si la maladie reconnaît parmi ses causes celles que nous avons signalées ; si ces causes se trouvent inhérentes aux habitudes, à la nourriture, à l'habitation, à l'état moral d'une famille, tous les membres de cette famille sont plus ou moins prédisposés à contracter la maladie. Que si l'un d'eux ou plusieurs viennent à être atteints de typhus, les causes insalubres persistantes se trouvent prodigieusement servies par la tristesse d'un côté, la fatigue des veilles de l'autre, et enfin par les émanations plus ou moins infectes qui s'échappent des selles, des vomissements ou des transpirations des malades. De sorte que les plus prédisposés ne peuvent guère échapper ; et parmi ceux-ci, on doit compter les membres de la famille qui, par l'âge et le tempérament, se rapprochent le plus des sujets premiers pris.

Mais il en sera bien différemment si les personnes préposées à la garde des malades ne sont plus membres de la même famille, ou compagnes des mêmes privations, habituées au même genre de vie ; si elles sont d'âge différent ; si elles savent se faire remplacer convenablement et ménager leurs fatigues.

C'est donc dans ce genre de maladie qu'il faut le plus se prêter un appui mutuel ; que, loin de renfermer les malades dans les mêmes chambres, loin de les traquer dans un même quartier, il convient de les séparer, de les disséminer, s'il est possible ; de les environner de soins assidus , de ne point laisser aux familles toute la charge , toute la fatigue. Dans l'intérêt des malades , et plus encore dans l'intérêt général , on doit, au lieu de les fuir, leur prodiguer les soins que réclame cette longue maladie.

Observations. — Les fièvres typhoïdes épidémiques , jusqu'en 1839, font invasion dans une commune, puis dans une autre , pour chercher ailleurs des victimes l'année suivante , et s'efforcer en quelque sorte de prendre droit de domicile. Mais voici venir : 1839 , 5 communes en sont atteintes ;

1840 n'est pas plus épargné ;

1841 voit s'accroître le nombre des populations tributaires : on en compte huit ;

Et 1842 vient terminer la période décennale par une invasion générale : quinze communes figurent au relevé.

Que donnera l'année 1843 ? S'il faut en croire quelques indices, quelques indiscrétions , 1843 n'aura pas été épargné , soit par les maladies nouvelles , soit par les continuations d'épidémies commencées.

Si, aux nombres croissants de cette progression , on ajoute les quelques noms qui doivent figurer dans toutes les années , en raison de la désignation des certificats , on comprendra toute l'importance qui s'attache à cette maladie , et toute la surveillance qu'appellent des faits de cette nature.

Mais d'abord est-il bien vrai que ces affections aient été plus fréquentes dans ces dernières années , ou faut-il attribuer cette énorme différence aux causes d'erreur assez nombreuses , et dont nous ne citons que quelques-unes , en disant : 1.º que les souvenirs des années récentes sont bien plus présents à la mémoire ; 2.º que les médecins , nouvellement arrivés dans leur localité , ne peuvent parler que de ce qu'ils ont vu ; 5.º enfin, que l'attention des confrères, appelée sur ce genre de maladie , les porte à y classer toutes les affections du tube digestif, aidés qu'ils sont dans cette confusion par les travaux récents que nos maîtres ont lancés dans la science? quoi qu'il en soit, nous avons à lutter contre une puissance formidable , et s'il nous est impossible d'établir, d'une manière bien positive , que cette cruelle maladie augmente chaque jour ses domaines, il n'en reste pas moins ce fait , sans égard pour les antécédents , que depuis 1839 cette affection a sévi avec fureur sur les diverses communes de l'arrondissement de Lille , tantôt d'une manière sporadique , tantôt d'une manière épidémique. Ainsi , qu'elle ait commencé et fini dans la même année ; qu'elle ait empiété sur l'année suivante ou sur l'autre encore , comme en 1841 et 1842, à Fournes et à Frelinghien , nous voyons dans ces quatre années la fièvre typhoïde portée 54 fois , et de nombreuses omissions mettent ce chiffre bien au-dessous de la vérité.Sans doute elles n'ont pas eu partout la même gravité; sans doute quelques médecins ont pu s'exagérer leur importance. Néanmoins il est impossible, après avoir parcouru ces comptes-rendus, plus ou moins complets, plus ou moins détaillés , plus ou moins parfaits, de ne pas reconnaître partout le même cachet ; il est impossible de ne pas se complaire à certaines descriptions raisonnées et minutieuses, qui prouvent dans leurs auteurs bien plus l'esprit d'observation que la jactance de vaines théories : ce ne sont pas des hypothèses, on est au lit du malade ; et si ces relations n'ont pas toutes le même mérite , il en est certainement qui laissent peu à désirer.

Mais cette maladie, qui nous occupe autant, que nous

accusons de cruauté , a-t-elle donc ravagé les communes, fait disparaître les populations entières ? Prenons les chiffres qui nous sont connus. Les communes où il y a eu des fièvres typhoïdes sont au nombre de vingt-neuf ; parmi celles-ci neuf ont eu des récidives ou continuation pendant plusieurs années. Le nombre des malades n'a pu être relevé exactement : les médecins chargés du service des pauvres ne donnaient que ceux qu'ils avaient soignés ; d'autres n'ont pas rempli cette colonne du cadre des questions. Ainsi, nous sommes loin de la réalité , et toujours au-dessous. Le total s'élève cependant à 1,752 pour trente épidémies où leur nombre est connu.Celui des décès est de 179, ou 1 sur 9,78.

A notre grand étonnement , à notre grande satisfaction, nous trouvons les décès en proportion restreinte eu égard au nombre de malades d'affections typhoïdes. N'est-ce donc rien déjà qu'une telle mortalité ? N'est-ce rien que cette dépopulation qui emporte les plusv igoureux des cultivateurs? qui les prend dans les familles où la vie des enfants est liée à l'existence , au travail des parents?

Mettons de côté la question d'humanité ; oublions les longues souffrances que la mort termine ; n'examinons que les intérêts matériels ; voyons ce que perd chaque famille , ce que perd la société tout entière. Tous les médecins paraissent d'accord sur un point, un seul : la durée presque fatale de cette maladie , quarante jours ! Si quelques privilégiés éprouvent de moins graves symptômes; s'ils ont moins de souffrance, leur convalescence n'en sera que plus longue, et, sous le rapport du temps, ils n'y gagneront rien. Quelle est, en moyenne, cette convalescence ? Ici, quinze jours; là, vingt; plus loin, trente; ici encore, quarante; là, il faut deux ou plusieurs mois avant que les forces soient rétablies.

C'est donc en moyenne trente autres jours à ajouter aux jours de maladie ; soit, pour chaque malade, soixante-dix jours d'inaction. Soixante-dix jours, où les soins du médecin, l'achat des médicaments épuisent le pécule, où le père ne gagne rien pour sa famille ; soixante-dix jours entièrement perdus pour la culture, pour l'industrie. Ce n'est pas sans quelqu'hésitation qu'on se voit forcé d'ajouter à ce dommage celui produit par les soins assidus et les veilles qu'exige chaque malade. Certes, le champ des hypothèses est un terrain interdit à la médecine ; mais on ne peut reculer devant la réalité, et personne ne taxera d'exagération l'ensemble des instants consacrés à chaque malade, s'ils sont évalués à cinq jours de travail. On arrive ainsi à soixante-quinze jours, qu'il faudra multiplier par le nombre de malades, pour comprendre qu'il y a perte immense pour les familles, perte encore pour la société. Il ne s'agit, en effet, de rien moins que 131,250 jours, ou 560 années, ou 560 hommes enlevés au travail, une année sur dix, dans vingt-neuf communes de l'arrondissement.

Si, du moins, rendus à leurs familles, à leurs occupations, ces hommes étaient les mêmes ; s'ils n'avaient, en passant par cette épreuve, rien perdu de leur jeunesse, de leur santé ! Les traces en sont souvent profondes ; des affections gastriques fréquentes et une décrépitude anticipée en deviennent la conséquence.

L'objection la plus puissante à faire à ce résultat est l'inexactitude, il faut le reconnaître ; mais il ne perd rien de son intérêt, et trouve de nouveaux appuis dans l'objection même, puisque chaque médecin n'a porté que ses malades, puisqu'il n'est pas question des maladies annuelles, ni des cas isolés de fièvres typhoïdes, qui devraient grossir nos chiffres de leurs contingents de dix années.

Cholérine.

Des épidémies de cholérine ont eu lieu à Hantay en 1840, ainsi qu'à Esquermes, où elle reparaît en 1841. En 1842, à Faches et à Roubaix.

Cinq épidémies en quatre communes pendant trois années.

Pour cette maladie, on trouve un accord remarquable entre toutes les réponses qui ont été transmises, pour les symptômes, le traitement, les âges, l'époque de l'année et les succès obtenus. Ainsi : vomissements ; diarrhée séreuse et abondante; crampe. Les opiacés par les voies supérieures et inférieures ; une fois des applications sudorifiques. Aucune distinction d'âge ni de sexe. Les mois où figure cette affection sont Juin une fois ; Juillet deux fois ; Août quatre fois, et Septembre deux fois. Les malades sont, en général, peu nombreux. Aucune terminaison fâcheuse. Les excès de travail, de régime, pendant les chaleurs, sont incriminés.

Faut-il admettre que cette maladie est peu grave par elle-même? ou que la médecine a saisi rigoureusement les indications curatives? La maladie dure peu et ne se prolonge pas, malgré la fétidité des déjections qui pourraient servir de foyers d'infection. Aucun décès ne peut être mis sur le compte de la maladie ; cependant il y avait trouble, et trouble profond des fonctions digestives : cette abondante sécrétion du canal, qui, malgré le peu d'ingestions, se débarrasse obstinément par les deux extrémités. Il y avait encore trouble dans l'innervation ; ces crampes douloureuses et fatigantes, cette décomposition instantanée des traits de la face, dont il n'est parlé, il est vrai, que dans un seul cas , mais que chaque praticien a pu remarquer. Il y a , sinon lésion des organes , trouble des fonctions ; et l'on ne peut s'empêcher de rapprocher ces phénomènes de ceux observés dans le choléra et dans un certain nombre de fièvres typhoïdes , où l'anatomie pathologique est insuffisante à satisfaire l'esprit dans l'explication des désordres fonctionnels observés pendant la maladie.

Au sud-ouest de Lille se trouvent Hantay , 1840 ; Esquermes , 1840 et 1841. Au sud, Faches, 1841. Au nord-est , Roubaix , 1842.

Gastro-entérite.

L'épidémie qui se déclare à Ennetières-en-Weppes , au mois de Juin 1842 , et se continue jusqu'en Novembre , rappelle , à très-peu de chose près , l'énoncé des symptômes donnés pour le typhus de 1840 dans la même localité. C'est aussi de la prostration unie aux désordres fonctionnels de la muqueuse intestinale. Il y manque le délire , la stupeur, la céphalalgie. S'il y a des déjections involontaires, il n'est plus parlé de leur fétidité , ni de celle de l'haleine, non plus que des gargouillements de l'hypocondre. Les malades ont de 16 à 65 ans. Sur 72 , 2 succombent. En 1840 , il y en avait 2 sur 11.

Le traitement a été exclusivement antiphlogistique , de même qu'à Pont-à-Marcq. Ici , quelques complications de typhus et de vers. L'âge est de 15 à 55 , et toujours les mois de chaleur : de Juillet en Novembre. Sur toute l'épidémie , reparaît en Mai 1843 , 21 malades , 6 décès.

Ennetières est à l'ouest , Pont-à-Marcq au midi de la ville.

Les praticiens s'étonneront peu de voir les difficultés que chacun éprouve à différencier des maladies aussi voisines que la gastro-entérite et l'entérite folliculaire. Ils savent que la nature, peu soucieuse de nos classifications péniblement enfantées, autorise des écarts, des empiètements nombreux, et se joue de l'observateur le plus exercé. La gastro-entérite simple est aussi fréquente isolément qu'elle est rare sous forme épidémique.

Dyssenterie.

Une seule épidémie de dyssenterie a été remarquée dans l'arrondissement : c'est à Wattignies, en 1842, au sud de Lille. Elle sévissait, avec plus d'intensité, sur un hameau, Flesquières, où il y a eu plusieurs victimes. C'était en Octobre, et les vicissitudes atmosphériques en portent tout le poids. Il y avait flux sanguinolent. On l'a combattue par les sangsues.

Je ne puis passer sous silence une autre épidémie de dyssenterie qui a régné à la citadelle de Lille, vers la fin de 1842. Les malades sont entrés à l'hôpital militaire, dans le service de M. le docteur Caseneuve. (Le compte-rendu, auquel je renvoie pour plus amples renseignements, a été publié dans le Recueil des mémoires de médecine et de chirurgie militaire.) Principaux symptômes : les selles sont séreuses, fétides, glaireuses, sanguinolentes. Il y a complication d'inflammation de l'estomac et de la partie inférieure de l'intestin grêle. Le traitement le plus utile a été la saignée générale. Commencée le 26 Août, elle a disparu le 16 Octobre. On a cru trouver la cause dans les exercices faits le matin, après des nuits froides, les autres conditions hygiéniques restant satisfaisantes. Huit autopsies ont montré une phlegmatie profonde avec ulcérations du gros intestin..... Le nombre de malades a été de **72**; décès, au moins 8. Quelques officiers, quelques étrangers, habitant la citadelle, ont eu la dyssenterie. Mais il n'est pas dit que les nombreux malades aient importé l'affection dans l'hôpital militaire.

Fièvre muqueuse.

La maladie qui a régné à Fournes, en **1841**, n'a point été classée de la même manière par les médecins qui l'ont vue de près. On nous la présente comme fièvre typhoïde et comme fièvre muqueuse. Nous sommes fortement portés à croire qu'il y a eu des fièvres muqueuses et des fièvres typhoïdes. Et cette croyance, qui excuse jusqu'à un certain point sa position dans les deux cadres, nous la fondons spécialement sur ce que, d'une part, il manque à la description plusieurs des symptômes principaux de l'affection typhoïde, et que, de l'autre, la durée assignée à la maladie, non compris la convalescence, n'est plus du tout celle des fièvres muqueuses ordinaires.

Sans autre indication, il est dit que la commune de Wambrechies a subi une épidémie de fièvre muqueuse ; sans doute aussi l'épidémie que nous avons dû classer parmi les fièvres typhoïdes, en **1835**, sur la foi d'un autre confrère. Wambrechies est au nord de Lille ; Fournes est au sud-ouest.

Fièvres intermittentes.

Chaque année, on a pu observer à Marquette quelques fièvres intermittentes, qui, presque toujours, ont cédé à une médication rationnelle, et peuvent être considérées comme endémiques.

Des fièvres intermittentes sont venues compliquer aussi les épidémies de typhus dans la commune de Cappelle en 1842, où elles suivaient un cours régulier. Dans celle de Bondues, en 1841, il est dit qu'elles prenaient le type de typhus, quand elles n'étaient point arrêtées du deuxième au troisième accès.

Dans le relevé de 1845, on verra reparaître la fièvre intermittente dans les mois de Mars et Avril. Mais n'anticipons pas.

Scorbut.

C'est, de nos jours, une maladie très-rare dans nos contrées ; aussi l'épidémie que l'on signale a-t-elle pris naissance dans des conditions elles-mêmes tout exceptionnelles. Les environs d'Armentières, la ville même, étaient sous l'influence d'une constitution médicale. Des affections typhoïdes se voyaient çà et là plus ou moins nombreuses. Cette action devait surtout se faire sentir dans un établissement comme celui d'Armentières. Mais il y avait dans l'asile des causes puissantes d'insalubrité qui devaient modifier le génie de l'épidémie, lui imprimer un nouveau cachet, et ne la laisser reparaître, comme pour faire acte de suzeraineté, que là où leur action avait eu le moins de prise. La position d'Armentières est nord-ouest.

Des améliorations nombreuses, apportées aujourd'hui à ce vaste établissement, protègent l'avenir contre un fléau semblable. Une extrême propreté, une intelligence parfaite des besoins du service, président à la direction ; et les soins éclairés de la médecine auront à lutter contre moins d'éléments défavorables ; ils trouveront , au contraire, dans la bonne disposition des locaux, et je dirai presque dans leur agrément, de nombreuses chances de succès.

Angine tonsillaire.

La ville de Roubaix offre , en 1841 , quelques cas de cette maladie. Le nombre n'en est pas déterminé. L'angine accompagne un embarras gastrique. On accuse l'intempérie du mois d'Avril. Roubaix est au nord-est.

Parotide.

En 1855 , à Camphin, sous l'influence encore du froid humide , mais dans une autre saison , car c'est en automne , ce ne sont plus les amygdales qui s'enflamment , ce sont les glandes parotides , les sous-maxillaires souvent et quelquefois les glandes mammaires. Il est remarquable qu'ici on n'annonce aucun trouble des fonctions digestives. Le frisson , suivi de chaleur, paraît être le seul symptôme général , bien que l'inflammation marche le plus souvent à la suppuration. Le traitement a été antiphlogistique , général ou local. L'âge, comme à Roubaix, en 1841, pour l'angine, de 15 à 40 ans. Le nombre des malades est déterminé : 57; décès , 5. Camphin-en-Pévèle est à l'est de Lille.

Hémorragie nasale.

Epistaxis, vomissements, diarrhée : c'est le début d'une entérite folliculeuse, mais l'âge est de 1 an à 7. Quelle est donc cette affection de Gondecourt, qui attaque 95 enfants en quatre mois, et en enlève 7?

Variole.

La petite vérole s'est montrée à Roncq en 1838. Peu de malades ont été atteints : la vaccine y est en honneur. A Tourcoing, dans la même année, l'épidémie fournit 15 décès ; là, comme à Roubaix, les cas sont isolés ; elle paraît venir du dehors. 1839 est l'année où la variole s'est le plus étendue : Armentières, Emmerin, Lille, Wattignies. 1840, Roubaix, et 1842, La Bassée. L'affection qui a régné à Prémesques, ne porte pas de date.

En tout, neuf épidémies varioliques depuis dix ans. Les complications ne sont indiquées que deux fois : affection de poitrine, vers intestinaux.

Le traitement paraît à tout le monde une chose si simple, qu'il n'en est question qu'une fois : il est sudorifique, diurétique ou tonique. L'abus des sangsues y est dénoncé, l'expectation prudente préconisée. Deux fois on s'est occupé de l'âge ; elle attaque les adultes, à Roubaix, de 25 à 50 ans ; l'enfance, à La Bassée. La saison, dont il est quatre fois tenu compte, est partout la même : l'hiver de 1839 à 1840 à Armentières ; si elle règne toute l'année à Lille, c'est en

Janvier et Février 1840 qu'on la voit à Roubaix ; en Décembre 1842 , pour se continuer en Janvier et Février 1843 , qu'elle paraît à La Bassée.

Il n'est rien dit des causes.

Les conditions des malades sont déterminées à La Bassée seulement : c'est dans la classe aisée qu'elle choisit ses victimes. Le nombre des malades est fixé deux fois : à Emmerin , 200 ; à La Bassée, 48. Le nombre des décès est de 15 à Tourcoing , en 1838 ; de 18 à La Bassée , dans l'épidémie dernière.

Le principe de contagion paraît adopté par les deux médecins qui en ont parlé. Des revaccinations auraient été heureuses à Roubaix.

Au nord de Lille se trouve Roncq , 1838 ; au nord-est , Tourcoing , 1838 et Roubaix , 1840 ; au sud , Emmerin et Wattignies, 1839; au sud-ouest, La Bassée, 1842; à l'ouest, Armentières, 1839 , et Prémesques , sans date. La ville de Lille , que je prends pour centre , n'a pas été exemptée en 1839.

Les rapports annuels de M. le secrétaire du comité de vaccine exposent plus amplement tout ce qui se rattache à cette maladie. Je ne pouvais donner ici qu'une mention superficielle , à l'aide de documents incomplets.

Rougeole.

La rougeole s'est montrée à Prémesques en même temps que la variole , sans date ; en 1839 , à Lys-lez-Lannoy ; en 1841, à Faches , et en 1842, à La Bassée. Ensemble quatre communes. A La Bassée, elle accompagne la variole , avec laquelle se confondent , si pas les symptômes , du moins les descriptions.

Les vomissements, la diarrhée, la méningite, les vers intestinaux, les bronchites chroniques dans la convalescence, l'angine tonsillaire souvent gangréneuse, l'inflammation, la suppuration fatale des parotides : voilà pour les symptômes et les complications dans les communes de Faches et Lys-lez-Lannoy. Ici, l'expectation, les émissions sanguines au besoin ; là, les diaphorétiques, les gargarismes stiptiques, les révulsifs, sont la base de la médication. Dans les deux communes, c'est de 1 à 10 ans que les malades abondent, en Octobre, Novembre, Décembre pour l'une ; en Mars, Avril, Mai, Juin pour l'autre. D'un côté, le nombre des malades est inconnu : il y a un décès après méningite ; dans l'autre, on compte 182 malades : 19 décès, 1 sur 9,58.

Il n'est point d'année où la rougeole ne compte bon nombre de cas disséminés et sans grande importance.

Ces quatre épidémies ont régné, une à l'est, Lys, 1839; une au sud, Faches, 1840 ; une autre au sud-ouest, La Bassée, 1842, et enfin à l'ouest, à Prémesques.

Scarlatine.

Il y a eu à Bousbecque plusieurs cas de fièvre scarlatine. En 1838 elle s'est montrée à Mérignies ; en 1840 à Ascq, Chéreng, Quesnoy-sur-Deûle ; en 1841 elle continue à Quesnoy, paraît à Roubaix, où elle persiste en 1842, et se montre alors à Marcq-en-Barœul. En tout 7 communes.

Parmi les symptômes, avec l'étendue variable des plaques et l'intensité plus ou moins marquée de l'angine, on signale deux fois la diarrhée, deux fois le délire, et deux fois le gonflement des parotides. Sur six traitements, un seul consiste dans l'emploi du calomel; tous les autres sont antiphlogistiques. Les âges sont ainsi indiqués : de 2 à 21 ans ; 2 ans ; de l'enfance à 12 ans ; de 1 à 10 ans ; de l'enfance à 40 ans ; et enfin l'enfance.

C'est en définitive une maladie du premier âge, à laquelle n'échappent pas toujours les adultes.

Ce que nous apprenons sur l'époque de l'année où cette maladie est plus fréquente, ne donne aucun résultat. Ainsi, nous voyons reparaître Janvier et Février deux fois, Mars une fois, les quatre suivants deux fois ; Août est exempt, Septembre et Octobre reviennent deux fois, et enfin Novembre et Décembre trois fois. Total, 25 mois. Le nombre des malades et des décès n'est pas sans importance.

Cinq communes ont eu 12, 11, 90, 150 et 50 malades, ou 213. Elles ont compté 1, 1, 18, 40 et 0 décès ; total, 60. Partout le traitement avait été antiphlogistique ; le résultat du traitement mercuriel est resté inconnu.

Ainsi, cette maladie, si négligée habituellement, si bénigne dans les cas isolés, a enlevé, dans le cours de cinq épidémies, 1 malade sur 3,55 ; et ce n'est pas la médication prise d'une manière générale que l'on peut incriminer : car, s'il y a 40 décès sur 150, et 18 sur 90, on trouve, par les mêmes agents, 0 sur 50. Que faut-il accuser ?

La position des communes, relativement à la ville de Lille, est nord, Bousbecque ; nord-est, Marcq 1842, Roubaix 1841 et 1842 ; est, Ascq et Chéreng 1840 ; sud, Mérignies 1838, et nord-ouest, Quesnoy 1840 à 1841.

RÉSUMÉ.

Un aperçu général peut-il être de grande utilité? c'est douteux ; mais comme il ne peut nuire, le voici.

Parmi les 152 communes de l'arrondissement, 57 ont eu à souffrir 97 épidémies, ou années pendant lesquelles une épidémie se déclarait ou se continuait. D'après leur caractère, ces maladies se divisent ainsi : fièvres typhoïdes, 58 ; varioles, 9 ; scarlatines, 9 ; rougeoles, 4 ; cholérines, 5 ; fièvres muqueuses, 2 ; gastro-entérites, 2 ; dyssenterie, 1 ; angine tonsillaire, 1 ; parotide, 1 ; fièvres intermittentes, fréquentes à Marquette ; scorbut, à Armentières.

Symptômes. — Les affections du tube digestif sont de beaucoup les plus fréquentes, et viennent compliquer toutes les autres. Les maladies éruptives occupent le second rang par la fréquence.

La grippe est le seul exemple de maladie épidémique des organes respiratoires. (Il n'est rien dit de la coqueluche avant 1843.)

Les affections du poumon compliquent, au contraire, presque toutes les autres épidémies.

Il en est de même des méningites ; de même encore de la présence des vers intestinaux.

Traitement. — La médication la plus employée dans toutes les épidémies, est le traitement antiphlogistique. La médication tonique est rare. Les révulsifs, les purgatifs ont trouvé leur application. La médecine expectante revendique aussi ses succès.

Ages. — Dans toutes les maladies du canal digestif, c'est à la force de l'âge que l'épidémie se prend. Dans les affections éruptives, les sujets sont en général plus jeunes : c'est l'enfance ou l'adolescence.

Saisons. — Il y a encore une différence pour les saisons : c'est l'été, ce sont les chaleurs qui voient le plus d'affections des viscères abdominaux. La saison froide paraît favorable aux maladies cutanées.

Causes. — Toutes les fois qu'on a parlé de la causalité, on s'est retranché derrière le froid humide, pour toutes, ou presque toutes les épidémies. Cependant la chaleur, les fatigues de travail ont aussi eu leur part d'accusation, ainsi que les eaux stagnantes dans deux localités.

Ce qu'il y a de plus constant et de plus fâcheux, c'est de voir toujours inscrite la misère dans les conditions des habitants. Plusieurs fois, avec la misère, la malpropreté. Les habitations sont humides, mal ventilées. Les nourritures sont insuffisantes et de mauvaise qualité. Une fois, mais une seule, il est dit que c'est dans la classe aisée que l'épidémie va choisir ses jeunes victimes.

C'est donc quelque chose que l'aisance, que la civilisation ! On peut donc, en présence de faits qui viennent s'ajouter à tant de faits déjà connus, on peut, sans s'établir le défenseur de l'égoïsme qui domine notre siècle, comme il a prévalu dans les siècles précédents, former des vœux ardents pour qu'un peu de bien-être matériel se répande sur les classes ouvrières de nos villes et de nos campagnes ; pour que des habitations plus saines et plus en rapport avec les besoins de l'époque remplacent ces huttes malheureuses où s'entassent

les populations croissantes ; pour que des habitudes hygiéniques, mieux dirigées, préviennent le retour de ces maladies, dont les causes, tout inconnues qu'elles soient, ne
trouvent pas moins de puissants auxiliaires dans les conditions actuelles ; pour que l'ouvrier trouve enfin, au sein du
travail, les garanties de santé et d'existence que procure la
civilisation.

Autopsies. — Aucune ouverture de cadavre n'a pu donner
tort ou raison aux traitements. L'épidémie du choléra en a
autorisé quelques-unes ; et si l'on excepte encore l'asile
d'Armentières, on n'en retrouve nulle part.

A quoi faut-il s'en prendre ? A la négligence des médecins,
qui redoutent de se mettre en opposition avec les préjugés
généraux ? ou à ces préjugés eux-mêmes ? On ne comprend
pas facilement, il est vrai, qu'avec la vie s'éteint la sensibilité, et que c'est pour nous le dernier moyen d'être utiles
à nos semblables.

Le *nombre* des malades et des décès n'est point appréciable;
il n'a été donné que trop rarement.

La contagion a été généralement écartée. Quelques cas
d'infection ont été développés ; ils se trouvent contredits par
des exemples contraires.

La disposition graphique des épidémies est ainsi répartie:
la ville de Lille, prise pour centre, 5; au nord, 12; au nord-
est, 15; à l'est, 17; au sud-est, 8 ; au sud, 15; au sud-ouest,
12 ; à l'ouest, 9 ; au nord-ouest, 6. Les deux directions
nord-ouest et sud-est sont donc moins souvent visitées
par les épidémies. Les deux segments du sud à l'ouest et
du nord à l'est sont plus fréquemment envahis, et l'est
l'emporte en ce sens sur tous les autres points.

Après avoir étudié, une à une, les épidémies qui ont sévi sur notre bel arrondissement ; après en avoir suivi les symptômes, les complications, la marche, la durée, les âges qu'elles recherchaient ; après avoir examiné les conditions sociales de ceux qui en étaient atteints, les succès des diverses médications employées, on arrive à l'une des questions les plus importantes, à la prophylaxie. A quoi bon tant de soins, tant de recherches ? Pourquoi cette accumulation de faits, si le traitement des maladies n'y doit rien gagner, et si l'on ne parvient à aucun moyen d'en prévenir le retour ? Ici, encore, la médecine doit avouer son impuissance, son hésitation. Ces moyens, en effet, doivent être aussi multiples, aussi complexes que les causes qui nous échappent, et les probabilités seules peuvent diriger nos calculs.

Les maladies épidémiques se lient d'une manière si étroite à la topographie médicale, que l'on est, dès l'abord, conduit à regretter ne rien trouver de complet dans ce genre. On ne peut se contenter, en effet, du mémoire, tout intéressant qu'il soit, de Desmilleville, non plus que des quelques pages historiques accordées aux chefs-lieux de canton dans la topographie de M. Dupont, de Seclin.

Un travail sur une grande échelle serait assurément bien désirable, mais il rencontrerait des difficultés insurmontables, à mesure qu'il descendrait dans plus de détails et de précision. Quelques communes cependant, où des maladies de même nature ont été fréquentes, mériteraient une attention particulière.

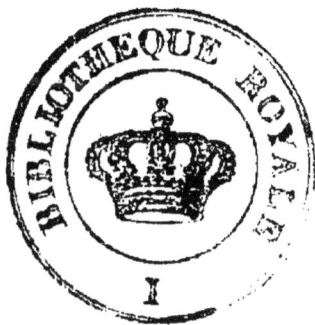

www.ingramcontent.com/pod-product-compliance
Lightning Source LLC
Chambersburg PA
CBHW050625210326
41521CB00008B/1387